Hinter gläsernen Mauern

Das Buch

Sie konnte kaum noch denken und handeln, ihre Gefühle waren eingefroren. Sie glaubte, den Verstand zu verlieren und litt doch „nur" an einer Stoffwechselstörung im Gehirn.

Ingrid von Brandenstein schildert, ohne zu beschönigen, ihren Alltag in der Psychiatrie, ihre ver-rückte Gedankenwelt und ihre Verzweiflung. Aber sie beschreibt auch, wie sie Schritt für Schritt ihre Normalität zurückerobern konnte.

Mit ihrem Bericht möchte sie Betroffenen und deren Angehörigen Mut machen und zeigen, dass man Depressionen überwinden kann.

Die Autorin

Ingrid von Brandenstein wurde 1944 geboren. Sie war 54 Jahre alt und stand mitten im Berufsleben, als die Depression ausbrach. Jetzt ist sie als Malerin und Autorin tätig. Sie hat einen Sohn und lebt mit ihrem Mann und Hund Emil im Oberbergischen Land.

Ingrid von Brandenstein

Hinter gläsernen Mauern
Bericht über eine Depression

© 2007, Ingrid von Brandenstein, Lindlar
Umschlaggestaltung: Rolf Schanko, Köln (www.rolfschanko.de)
„Freude, Nähe, Licht", 2007, Kreide auf Papier, 70 x 50 cm

Herstellung und Verlag: Books on Demand GmbH, Norderstedt

ISBN 978-3-8370-0894-4

INHALTSVERZEICHNIS

EINLEITUNG

Schon sehr früh haben mich heute Morgen die geschäftig zwitschernden Vögel geweckt. Ich stand auf und beobachtete von unserer Terrasse aus den Sonnenaufgang. Das Licht schimmerte verhalten und ließ rosa Wolkenstreifen am noch blassblauen Himmel aufleuchten. Dankbar genoss ich diesen Anblick. Ich war glücklich, denn es hatte eine Zeit gegeben, in der ich nichts außer Angst und Verzweiflung empfinden konnte.

Dieser bisher schwerste Abschnitt meines Lebens liegt Gott sei Dank schon mehrere Jahre zurück. Ärzte, Therapeuten, Krankenschwestern und vor allem meine Familie haben mir geholfen, meine sehr schwere Depression zu überwinden. Aber auch Medikamente haben zu meiner Heilung beigetragen. Es kommt mir heute immer noch wie ein Wunder vor, dass ich keine Ängste mehr habe, dass es mir jetzt gut geht. Während der Depression konnte ich kaum meinen Namen schreiben, heute arbeite ich an diesem Buch.

Mit meinem Bericht möchte ich Depressiven Mut machen. Ich möchte ihnen zeigen, dass man mit fachkundiger Hilfe aus diesem gefährlichen, seelischen Tief herausfinden und wieder ein ganz normales Leben führen kann. Vielleicht kann ich auch erreichen, dass sich betroffene Menschen in Behandlung begeben und nicht versuchen, allein mit dieser Krankheit fertig zu werden. Mein Buch ist aber auch an Angehörige und Freunde von Depressiven gerichtet. Je mehr sie über Depressionen wissen, desto besser können sie helfen. Auch sie brauchen Unterstützung, um den Mut nicht zu verlieren.

MEIN LEBEN VOR DER DEPRESSION

1998 schien meine Welt völlig in Ordnung. Mein Mann Hans-Jürgen, unser Sohn Moritz, ein Hund, eine Katze und ich wohnten in unserem fast vierhundert Jahre alten Fachwerkhaus in einem oberbergischen Dorf dreißig Kilometer von Köln entfernt. Wir lebten in einer intakten Dorfgemeinschaft, die uns vor über zwanzig Jahren freundlich aufgenommen hatte.

Ich bin mit meinem Mann seit meinem achtzehnten Lebensjahr zusammen. Wir lieben uns. Wir haben einen gesunden, intelligenten Sohn, der uns nie Schwierigkeiten gemacht hat. 1998 war er zwanzig Jahre alt. Zwar haben wir durchaus finanzielle Engpässe erlebt, aber (außer in unserer Kindheit nach dem Krieg) niemals echte Not leiden müssen. Natürlich mussten auch wir – wie die meisten Menschen – im Laufe unseres Lebens zahlreiche Schwierigkeiten überwinden. Doch inzwischen ging es uns recht gut.

Mein Mann, zu der Zeit sechsundfünfzig Jahre alt, war in seinem Beruf als Personalleiter in einem Kölner Krankenhaus erfolgreich. Ich erledigte tagsüber den Haushalt, kümmerte mich um Hund und Katze und bereitete mich auf meine Abendkurse vor. Viermal in der Woche unterrichtete ich Stenografie und Textverarbeitung an Volkshochschulen im Oberbergischen Land. Die Tätigkeit machte mir Spaß. Auch Moritz kam gut zurecht an seinem Ausbildungsplatz. Unser altes Fachwerkhaus, das wir über viele Jahre eigenhändig restauriert hatten, war fast fertig. Wir waren zufrieden, oft fühlte ich mich glücklich. Bis zu meinem vierundfünfzigsten Lebensjahr habe ich nie unter psychischen Störungen gelitten.

Doch dann kam der Herbst 1998. Er stand ganz im Zeichen des Don-Giovanni-Projekts. Die Vorgeschichte war Folgende: Hans-Jürgen nahm seit vielen Jahren Gesangsunterricht und widmete sich der klassischen Musik. Mit einem Freund zusammen hatten wir 1996 einen Verein gegründet, dessen Ziel es war, in eigener Regie klassische Musik aufs Land zu holen. Unser Freund studierte Gesang und konnte einige Studenten der Musikhochschule Köln dafür begeistern, in Lindlar Opernprojekte mit uns durchzuführen.

Die Vorbereitungen zu den Aufführungen machten Spaß, nahmen aber auch Zeit und Kraft in Anspruch. In den Jahren davor hatten wir schon die Märchenoper *Hänsel und Gretel* von Humperdinck, einige Liederabende, das Singspiel *Bastian und Bastienne* und die Oper *Figaros Hochzeit* von Mozart auf die Bühne gebracht. Bis zu sechshundert Zuschauer besuchten die Vorstellungen. Es machte uns sehr stolz, wenn unsere Projekte glückten und wir in der Presse positive Besprechungen lesen konnten. Das größte Lob bekamen wir von einer alten Dame nach einer Figaro-Aufführung. Sie schwärmte: „Das war Balsam für meine Seele." Ermuntert von diesem und anderen Erfolgen begannen wir damit, die Aufführung von Mozarts *Don Giovanni* vorzubereiten.

Rückblickend stelle ich erstaunt fest, dass *Don Giovanni* immer wieder in meinem Leben auftaucht. Zuerst lernte ich ihn als Kind durch die Schellack-Platten meines Großvaters kennen. „Reich mir die Hand mein Leben ..." – „Feinsliebchen komm ans Fe-enster ..." oder „Aber in Spanien schon tausendunddrei ..." konnte ich auswendig mitsingen.

Als später Hans-Jürgen und ich frisch verliebt und gerade neunzehn bzw. einundzwanzig Jahre alt durch Eis und Schnee an der Ostsee entlang spazierten, sang er: „Reich mir die Hand mein Leben, komm auf mein Schloss mit mii-iir ..." Das Schloss war ein Wochenendhäuschen am Travemünder Strand. Es besaß keine Heizung und wir froren ganz erbärmlich. Trotzdem war es sehr romantisch!

AUSBRUCH DER KRANKHEIT

Wie und wann hat es angefangen?

Wann es wirklich angefangen hat, kann ich nicht genau sagen. Noch lange nach meiner Krankheit habe ich geglaubt, dass es ganz plötzlich begann. Heute denke ich, dass es schon vorher Anzeichen gab, dass mit mir etwas nicht stimmte. Ich litt zum Beispiel seit Jahren immer wieder unter massiven Schlafstörungen, grundloser schlechter Laune und ständigen Kopfschmerzen. Ich versuchte, mir selbst zu helfen, indem ich zum Beispiel viele Bücher über positives Denken las und autogenes Training erlernte. Ich fühlte, dass ich mich mehr entspannen müsste. Wie die meisten Menschen wusste ich nicht viel über Depressionen. Heute glaube ich, dass es zumindest depressive Verstimmungen waren, die mir zusetzten. Vielleicht hätte man bei rechtzeitiger Behandlung den Ausbruch der Krankheit verhindern oder ihre Schwere mildern können.

Im Herbst 1998 bekam ich durch meine Tätigkeit an der Volkshochschule die Gelegenheit, junge Verwaltungsangestellte in Gummersbach (ungefähr dreißig Kilometer von unserem Wohnort entfernt) an einem Vormittag in der Woche in Stenografie zu unterrichten. Ich fing mit großem Elan an, die Arbeit machte mir Spaß. Die jungen Frauen waren bereit zu lernen, wir verstanden uns gut. Ich hatte jahrelange Routine und brauchte mich kaum vorzubereiten. Trotzdem fühlte ich mich nach wenigen Terminen überfordert. Die Fahrt und der Unterricht strengten mich derart an, dass ich meinen Vertrag löste. Damals konnte ich mir nicht erklären, warum mir diese paar Stunden so viel ausmachten. Und obwohl ich mich der Belastung entledigt hatte, ging es mir nicht besser.

In den folgenden Wochen fiel es mir immer schwerer, mich aufzuraffen, irgendetwas zu tun. Ich kümmerte mich weiterhin um unseren Haushalt und hielt nach wie vor die Abendkurse ab. Nachmittags stellte sich – es muss Mitte Oktober gewesen sein – regelmäßig ein starkes Stimmungstief ein.

Wenn ich mich überwinden konnte, ging ich mit unserem Hund spazieren. Die frische Luft und die Bewegung taten mir gut. Danach ging es mir etwas besser. Meistens allerdings setzte ich mich vor den Fernseher. Damals lief die amerikanische Krankenhausserie *Chicago Hope*. Wenn sie zu Ende war, wurde es Zeit aufzubrechen. Am liebsten wäre ich vor dem Fernsehapparat sitzen geblieben. War ich erst einmal am Unterrichtsort angelangt, ging es mir besser. Die Arbeit mit den Schülern munterte mich auf. Hätte mir damals jemand gesagt, dass ich Depressionen habe, ich hätte es nicht geglaubt. Ich hielt meine Antriebsschwäche für schlechte Laune.

Zu dieser Zeit liefen die Vorbereitungen für *Don Giovanni* auf Hochtouren. Da der Verein nur einen sehr geringen Etat hatte, mussten wir wenigen Mitglieder alles selbst organisieren: Künstler engagieren, Annoncen akquirieren, preiswerte Übernachtungsmöglichkeiten suchen, Requisiten sammeln und und und. Wir konnten den Sängern und Sängerinnen keine Gage zahlen. Die Freude, die großen Partien singen zu dürfen und der Applaus des Publikums war ihnen aber Lohn genug.

Wie bei den vorigen Projekten auch, übernahm jeder von uns eine Reihe von Aufgaben, die zusätzlich zum normalen Alltag zu erledigen waren. Gemeinsam gestalteten wir umfangreiche Programmhefte. Ich entwarf Plakate, lud Vereine ein, informierte die Presse und leistete Taxidienste. Da die meisten unserer Sänger noch Studenten waren und kein Auto besaßen, holte ich sie oft von der Bahnstation ab und fuhr sie nach Lindlar ins Kulturzentrum, wo wir eine technisch und akustisch gut ausgerüstete Theaterbühne nutzen durften. Ich telefonierte viel, versorgte die Künstler während der Proben mit Essen und Getränken und bewirtete manche hinterher bei uns zu Hause mit selbst gekochten Eintöpfen. Auch für Requisiten in letzter Sekunde war ich mit zuständig. Einmal musste ich große Mengen von Sicherheitsnadeln herbeischaffen, um die im Kölner Opernfundus geliehenen Kostüme passend für die verschiedenen Besetzungen zu machen. Oder ich musste, dem plötzlichen Einfall des Regisseurs folgend, ein Mädchen finden, das sich mit einer kaputten Geige unters Bühnenvolk mischen sollte. Ein Nachbarskind übernahm gern diese Rolle. Eine alte Geige steuerten wir selbst bei.

Die Arbeit an *Don Giovanni* setzte mir immer mehr zu. Ich hatte schreckliche Angst, dass ich das Programmheft nicht rechtzeitig fertig bekommen würde. Es war üblich, dass bis zum letzten Moment Änderungen vorgenommen wurden: Eine Rolle wurde umbesetzt, die Vita eines Sängers traf verspätet ein oder es fehlte ein Künstlerfoto. Außerdem mussten Tipp- und Formfehler korrigiert werden. Da wir die Programmhefte auch selbst druckten, wurde die Zeit immer knapper. Noch während des Drucks wurden Seiten herausgenommen und neu geschrieben. So waren die Hefte erst wenige Tage vor der ersten Vorstellung fertig. Das bedeutete Stress für jeden von uns, aber mir setzte diese Hetzerei diesmal mehr zu als den anderen.

Ich hatte Angst, Tippfehler zu übersehen oder zum Beispiel ein falsches Datum auf die Plakate oder auf die Einladungen zu schreiben. Ich las ständig Korrektur und fand auf den bereits korrigierten Seiten immer wieder neue Fehler. Eines Nachts saß ich plötzlich aufrecht im Bett und heulte und jammerte: „Ich schaff' es nicht, ich schaff' es nicht." Hans-Jürgen versuchte, mich zu beruhigen: „Wir schaffen das schon!" Am nächsten Tag machte ich weiter, aber ich wurde immer mutloser.

Während dieser Zeit befiel mich eine innere Unruhe, die kaum auszuhalten war und Besitz von meinem Körper ergriff. Ich konnte nicht mehr still sitzen, musste ständig hin- und hergehen. Auch ruhig zu liegen fiel mir schwer. Ich schlief sehr schlecht. Hilfe suchend fuhr ich zu meinem Hausarzt. Die halbe Stunde Wartezeit konnte ich fast nicht ertragen, weil das Sitzen mir sehr zu schaffen machte, und es mir peinlich gewesen wäre, ständig auf- und abzugehen. Ich schilderte dem Arzt meinem Zustand und er verschrieb mir ein Psychopharmakum, das mich beruhigen sollte. Er hielt mich für überarbeitet. Das glaubte ich auch. Zu Hause angekommen, schickte ich ihm per Fax noch eine Einladung zu unserer Opernaufführung, von der ich ihm erzählt hatte.

Noch immer drehte sich bei uns alles um *Don Giovanni*. Mein Mann Hans-Jürgen war am meisten belastet. Als Vorsitzender unseres Vereins trug er die Verantwortung. Er war ganztags berufstätig, am Abend musste er seine Rolle als Komtur proben und nachts oft noch Sänger nach Hause fahren. Er verhandelte mit der Gemeinde Lindlar, legte die Seiten des Programmheftes, faltete und knipste sie zusammen und vieles mehr. Außerdem machte er sich allmählich Sorgen um meine Gesundheit. Dennoch konnte er diesen Stress gut verkraften und hatte Freude an seiner Aufgabe. Auch unser Sohn war mit eingespannt: Moritz scannte die Anzeigenlogos und die Bilder fürs Programmheft, stand uns bei computertechnischen Fragen mit Rat und Tat zur Seite und filmte die Vorstellungen. Sein Einsatz war besonders hoch zu veranschlagen, denn Opernmusik zählt nicht gerade zu seinen Vorlieben.

Mein Arbeitsanteil an dieser Produktion war im Verhältnis zu dem der anderen Mitglieder gering, trotzdem fiel es mir immer schwerer, ihn zu bewältigen. Unter größter Willensanstrengung und ohne nennenswerte Fehler habe ich es dann doch noch geschafft. Die ersten beiden Aufführungen am dreißigsten Oktober und am ersten November konnte ich mir noch anhören, aber nur leidlich genießen, weil das ruhige Sitzen inzwischen immer qualvoller geworden war. Die dritte Don-Giovanni-Vorstellung fand am sechsten November statt. Es ging mir schlecht, aber ich wollte unbedingt dabei sein, weil Hans-Jürgen an diesem Abend sang. Ich wusste, dass ich stolz auf ihn sein konnte, als ich seine mir wohlvertraute warme Bassstimme hörte. Aber ich konnte die Aufführung nicht mehr genießen.

Nach der dritten Vorstellung am sechsten November trafen sich alle Mitwirkenden in einem Restaurant, um den Erfolg zu feiern, aber mich peinigte eine noch stärkere innere Unruhe als zuvor. Ich versuchte mich zusammenzunehmen – es gelang mir nicht. Nach ungefähr zehn Minuten entschuldigte ich mich mit starken Zahnschmerzen, die mich zwängen, nach Hause zu gehen. Tage zuvor hatte ich tatsächlich eine recht anstrengende und schmerzhafte Zahnwurzelbehandlung hinter mich gebracht, sodass ich nur ein bisschen log. Ich wusste nicht, wie ich meinen Zustand hätte beschreiben können. Bei der vierten Vorstellung am achten November musste ich zu Hause bleiben.

Lange habe ich geglaubt, dass die Mitarbeit an dem Don-Giovanni-Projekt schuld an meiner „Überarbeitung" gewesen wäre. Inzwischen weiß ich, dass das nicht stimmt. Vielleicht war dieses Projekt genau der Tropfen gewesen, der das Fass zum Überlaufen brachte.

Es geht mir täglich schlechter

Nach *Don Giovanni* ging es mir täglich schlechter. Ich konnte mich noch zwingen, die fällige Abrechnung für die Volkshochschule fertigzustellen, und drängte Hans-Jürgen, die defekte Waschmaschine zu reparieren und Winterreifen auf die Autos zu ziehen. Ich hatte das unerklärliche Gefühl, dass etwas Schreckliches auf mich zukommen würde und ich vorher erledigen sollte, wozu ich noch in der Lage wäre.

Ich konnte keine Nacht mehr schlafen, konnte im Bett nur auf dem Rücken liegen, konnte meine Beine nicht ausstrecken, mich nicht auf die Seite legen. „Entspann dich", riet Hans-Jürgen. „Mach doch autogenes Training, das hilft bestimmt."

Verzweifelt beschwor ich mich selbst immer wieder: „Ich bin ganz ruhig, meine Arme und Beine sind ganz entspannt ..." Es funktionierte nicht mehr! Ich versuchte, im Wohnzimmer in meinem Fernsehsessel, der mir bei Migräne immer gut tat, zu schlafen. Es gelang mir nicht. Unser Kater, der sich über meine nächtliche Gesellschaft freute, kam zu mir und wollte sich in meinen Schoß kringeln und schnurren, wie er es sonst immer tat. Bis dahin hatte ich das als sehr gemütlich empfunden, jetzt konnte ich es nicht ertragen. Er war mir auf einmal zu schwer und zu lästig. X-mal in der Nacht verscheuchte ich ihn. Er konnte es nicht verstehen und versuchte es immer wieder. Vielleicht spürte er, dass es mir schlecht ging, und wollte mich trösten? Irgendwann hörte ich, wie Hans-Jürgen die Treppe vom Schlafzimmer herunter kam. Endlich begann ein neuer Morgen! Noch hoffte ich, dass der neue Tag mir Besserung bringen könnte.

Hans-Jürgen und Moritz mussten arbeiten. Ich war also tagsüber allein. Unsere Tiere belasteten mich. Nur mühsam, und nur, wenn Hans-Jürgen morgens die Dosen geöffnet hatte, gelang es mir, Hund und Katze mit Futter zu versorgen. Sonst war ich mit unserem Hund mehrmals am Tag spazieren gegangen. Zu den gewohnten Zeiten fing er an zu quengeln. Wie sollte ich ihm klarmachen, dass ich nicht mehr mit ihm gehen konnte? Ich sperrte ihn in den Flur und fühlte mich ganz erbärmlich. Er musste auf meinen Mann oder meinen Sohn warten. Ich brachte es nicht einmal fertig, Nachbarn, die mir mit Sicherheit geholfen hätten, um Beistand zu bitten.

Innerhalb weniger Wochen verlor ich die Fähigkeit, für mich zu sorgen, den Haushalt zu erledigen oder meinen Beruf auszuüben. Ich konnte nur noch sehr langsam und schleppend gehen, kraftlos ließ ich die Arme hängen. Mein Körper war verklemmt, verspannt, wie gelähmt. Ich verspürte weder Hunger noch Durst. Ich begnügte mich den ganzen Tag über mit einem trockenen Brötchen, das ich in Kaffee tunkte, damit ich nicht kauen musste. Es gelang Hans-Jürgen nicht, mich zumindest abends zum Essen zu bewegen. Er versuchte es mit Erdbeeren (im November!), mit gegrilltem Hühnchen, mit Marzipan und Schokolade. Ich pickte nur an den Sachen, die ich sonst sehr gern aß. Ich nahm rasant ab. In normalen Zeiten hätte es mich sehr gefreut, die Pfunde purzeln zu sehen, jetzt registrierte ich es kaum.

Ich tat nichts mehr. Ich quälte mich durch alle Sitzgelegenheiten, nirgends hielt ich es lange aus. Ich schlich im Haus hin und her, die Treppe auf und ab. Ich wusste nicht, wohin mit mir. Ich ließ den ganzen Tag den Fernseher laufen, um mich irgendwie abzulenken. Ich starrte auf den Bildschirm, als strahlte er Hilfe aus. Nie habe ich so viele Talkshows und alte Filme gesehen wie in diesen Wochen. Behalten habe ich nichts davon. Mehrmals am Tag rief ich Hans-Jürgen im Büro an. Kurze Zeit halfen mir seine tröstenden Worte, dann fing ich wieder an, durchs Haus zu schleichen. Wir vereinbarten ein Klingelzeichen, wenn Hans-Jürgen anrief, denn sonst ging ich nicht mehr an den Apparat. Ich fühlte mich von der Telefonklingel belästigt, ich mochte mit niemandem sprechen. Meine Schwiegermutter lag schwer krank im Krankenhaus in

Lübeck. Erst nach Tagen, und nur mit Unterstützung meines Mannes, war ich fähig sie anzurufen, um mich nach ihrem Befinden zu erkundigen.

Es waren schreckliche Tage und Nächte. Noch nie hatte ich mich in einer so unerklärlichen, beängstigenden Lage befunden. Eine rätselhafte, schreckliche Krankheit musste mich befallen haben! Erst hoffte ich noch verzweifelt, dass es bald wieder besser werden würde. Dann sagte ich mir, irgendetwas müsse geschehen! Diesen Zustand konnte ich nicht mehr lange ertragen. Ich weiß nicht, warum, aber ich ahnte, dass ich in ein Krankenhaus kommen würde. Ich dachte, solange ich dazu noch fähig wäre, müsste ich schon einmal meinen Morgenmantel und einige Nachthemden zurechtlegen. Unter großen Mühen gelang mir das.

Ich brauche Hilfe!

In diesen Tagen bat mich ein Nachbar, unser Auto von der Straße auf unseren Parkplatz vor dem Haus zu fahren, weil er den Platz für eine Lieferung Baumaterial brauchte. Ich traute mir das nicht mehr zu! Ich bat ihn, es für mich zu tun, weil ich Migräne hätte! Erst recht konnte ich mir nicht vorstellen, die fünfzehn Minuten Autofahrt zu meinem Hausarzt in Bensberg zu bewältigen, um ihn erneut um Hilfe zu bitten. Deshalb suchte ich telefonisch Rat bei meiner Frauenärztin in Lindlar. Vielleicht hatten ja die von ihr verschriebenen Hormontabletten gegen Wechseljahrsbeschwerden, die ich vor Kurzem abgesetzt hatte, etwas mit meinem Zustand zu tun. Sie sprach als Erste davon, dass ich psychologische Betreuung bräuchte, falls meine Beschwerden anhalten sollten. Zunächst aber sollte ich den praktischen Arzt am Ort aufsuchen. Diesen Arzt, bei dem ich auch früher schon Patientin gewesen war, konnte ich zu Fuß erreichen. Er gab mir im Abstand von einigen Tagen mehrere Spritzen mit einem Mittel, das mich beruhigen sollte. Es bewirkte das Gegenteil. Mein Zustand verschlimmerte sich.

Endlich überwies er mich zu einem Neurologen und Psychiater in einem für uns nur mit dem Auto zu erreichenden Ort im Bergischen. Hans-Jürgen nahm sich frei und fuhr mich. An die Einzelheiten dieses Arztbesuches kann ich mich nicht mehr erinnern. Ich weiß nur, dass ich wieder andere Psychopharmaka erhielt. Er gab mir aber auch die Versicherung, ihn jederzeit anrufen zu können. Nach zwei oder drei Tagen hielt ich es nicht mehr aus und vereinbarte telefonisch einen neuen Termin. Das zweite Gespräch fand dann am zwanzigsten November 1998 statt. Ich konnte kaum noch still sitzen. Es fiel mir schwer, auf die Fragen des Arztes zu antworten. Mein Mann führte das Gespräch. Er beschrieb meinen veränderten Gang und meine schleppende Sprechweise, die mir noch gar nicht aufgefallen war. Ich konnte es kaum ertragen, dass der Arzt endlos lange über das Medikament sprach, das er mir verschrieb. Er erwähnte, dass er bereits zahlreiche Vorträge darüber gehalten habe, und zeigte uns Broschüren. Wir waren beide nicht in der Lage, seine Leistungen gebührend zu würdigen. Wir wollten nur, dass er mir hilft, und zwar schnell! Erst, nachdem Hans-Jürgen ihm eindringlich meinen Zustand geschildert und deutlich gemacht hatte, dass ich nicht länger allein zu Hause bleiben könne, wies er mich in ein Krankenhaus ein. Wir dachten, dort sollte festgestellt werden, was mir nun eigentlich fehle. Der Arzt sprach von einer psychischen Erkrankung, das Wort Depression erwähnte er nicht. Ich war erleichtert. Jetzt würde mir endlich geholfen werden! Es handelte sich um eine Klinik für Psychiatrie in der Nähe von Essen, ungefähr hundert Kilometer entfernt von zu Hause. Der Arzt erklärte uns, dass er dort gearbeitet habe und es für die beste Einrichtung dieser Art hielte. In unserer näheren Umgebung gäbe es nichts Vergleichbares. Später haben wir erfahren, dass es zum Beispiel in Köln, Gummersbach und Marienheide sehr wohl vergleichbare Häuser gibt, die für uns wesentlich schneller zu erreichen gewesen wären. Der Arzt sprach von drei Wochen Klinikaufenthalt – es wurden insgesamt fünfzehn Monate.

IN DER KLINIK IN H.

Der Weg in die Klinik

Auf dem Weg nach Hause hielten wir am Kaufhaus in Lindlar an, um schnell ein paar Sachen für meinen Krankenhausaufenthalt zu besorgen. Es fiel mir sehr schwer, mich zu diesen Einkäufen zu überwinden. Nur mit Hans-Jürgen schaffte ich es. Ich sagte ihm, was ich brauchte und er suchte es aus. Zu Hause warf ich die dringendsten Utensilien in den Koffer. Hans-Jürgen informierte unseren Sohn, ging schnell eine Runde mit dem Hund und schon saßen wir wieder im Auto.

Die Novembersonne verbreitete strahlendes Licht. Wir kamen nur sehr langsam voran. Auf den Autobahnen in Richtung Essen wechselten Stau und zäh fließender Verkehr. Wenn wir fuhren, ließ meine Unruhe etwas nach, sobald wir standen, konnte ich sie kaum aushalten. Ich stemmte die Füße fest auf den Boden des Autos, um dagegen anzukämpfen. Ich rang mit widersprüchlichen Empfindungen: Einerseits begrüßte ich die Verzögerung, weil ich nicht wusste, was mich in der Klinik erwartete. Andererseits wollte ich die mir endlos erscheinende Fahrt endlich hinter mir haben.

Von der Gegend habe ich damals nicht viel wahrgenommen. An ganz wenig kann ich mich erinnern: Kurz vor unserem Ziel wurde die Straße auf der einen Seite von der vereisten Ruhr, auf der anderen Seite von einer Steilwand gesäumt. Blattlose Bäume reckten ihre schwarzen Äste in die Sonne. Wir fuhren durch einen Vorort von Essen. Eine wuchtige, verwitterte Kirche im Stil der Neugotik und ein paar kleine Geschäfte zu ihren Füßen bildeten den Ortsmittelpunkt. Auf der gegenüberliegenden Seite sahen wir die Klinik. Wir waren nach zweieinhalb Stunden Fahrt am Ziel.

Wieso bin ich in der Psychiatrie?

Das Gebäude nahm ich zunächst nur schemenhaft wahr. Später stellte ich fest, dass es sich um einen modernisierten Bau aus den dreißiger Jahren des vorigen Jahrhunderts handelte. Inzwischen habe ich gelesen, dass die Einrichtung an anderer Stelle schon um 1870 von Franziskanerinnen gegründet wurde. Noch heute beteiligen sich Ordensschwestern an der

Betreuung der Patienten. Mit seinen ungefähr hundertfünfzig Betten zählt es zu den kleineren Häusern. Es gibt offene und geschlossene Stationen sowie eine internistische Abteilung. Für Patienten, denen es schon etwas besser geht, ist auch eine Tagesklinik eingerichtet.

Vom Parkplatz ab führte ein Wandelgang in eine verwinkelte, düstere Eingangshalle. Versteckte Sitzecken mit dunklen Möbeln, schwer ausfindig zu machende Fahrstühle, nach verschiedenen Seiten abzweigende Gänge erschwerten mir die Orientierung.

Die Aufnahmeformalitäten wurden in einem engen, muffigen Raum im Eingangsbereich erledigt. Ich überließ das Gespräch mit der unverbindlichen Angestellten Hans-Jürgen. Ich konnte mich nur schlecht konzentrieren und hätte manche Frage gar nicht beantworten können, mein Verstand war blockiert. Ich fühlte mich klein, minderwertig und dumm. Auf einem Formular las ich das Wort „Psychiatrie". Wieso war ich in der Psychiatrie? Beklemmung machte sich breit.

Wir fuhren mit dem Fahrstuhl zu meiner Station im zweiten Stock. Durch eine Glastür sah man auf einen langen Flur, der vom Innenhof durch große Fenster mit Licht versorgt wurde. Es gab Pflanzen auf den Fensterbänken und farbenfrohe Bilder an den Wänden – wie in anderen Krankenhäusern auch. Stimmgewirr und Geschirrklappern drangen aus dem Speiseraum. Kaffeegeruch stieg mir in die Nase. Die Stationsschwester nahm uns in Empfang und bot uns Kaffee und

Kuchen an. Dankend lehnten wir ab. Als sie uns in mein Zimmer – direkt neben dem Speiseraum – brachte, kam uns eine verzweifelt schluchzende junge Frau entgegen. Mir wurde ganz mulmig.

Im Zimmer begrüßte uns eine Frau mittleren Alters, die auf ihrem Bett an der linken Wand saß. Sie war freundlich und wirkte so fröhlich und ausgeglichen, dass ich dachte, die kann doch wohl nicht krank sein. Tatsächlich erzählte sie mir noch am gleichen Abend, dass sie in den nächsten Tagen entlassen würde. Ich bekam das Bett hinter ihr mit dem Kopfende zum Fenster. An der gegenüberliegenden Wand auf dem dritten Bett lagen wie hingeschleudert ein tragbarer CD-Player mit Kopfhörer und ein aufgerissener Briefumschlag. Wenig später kam die immer noch weinende junge Frau herein, warf sich aufs Bett und schottete sich mit dem Kopfhörer von der Außenwelt ab.

Die Schwester bat uns zu warten, bis die Stationsärztin käme, um das Aufnahmegespräch mit mir zu führen. Mein Mann und ich setzten uns an den kleinen, an der Wand stehenden Tisch. Wohl um mich abzulenken, machte Hans-Jürgen mich auf die Kinderzeichnungen an der Pinnwand über dem Tisch aufmerksam. Was machen Kinderzeichnungen hier in der Psychiatrie?, wunderte ich mich. Tage später nahm meine Mitpatientin die Bilder von der Wand, um sie mit nach Hause zu nehmen. Ihre Kinder hatten sie ihr in die Klinik geschickt.

Es dauerte vielleicht fünf Minuten, bis eine junge Ärztin kam und mich in ein Besprechungszimmer am Anfang des Ganges mitnahm. Sie wollte mit mir allein sprechen. Hans-Jürgen wartete draußen. Sie bat mich, Platz zu nehmen und ließ sich meine Lebenssituation schildern, erfragte meine Biografie und erkundigte sich nach meinen Beschwerden. Mit einem Block auf den Knien saß sie mir gegenüber und machte sich Notizen. Ich fand sie sympathisch, taute tatsächlich etwas auf und konnte ihr einigermaßen Rede und Antwort stehen. Ich hoffte, dass sie mich bald aus meinem schrecklichen Zustand befreien würde.

Als ich mit Hans-Jürgen wieder in meinem Zimmer war, kam die Stationsschwester noch einmal, um uns die Hausordnung zu erklären. Mir wurde sehr unbehaglich zumute. Ich hatte Angst, mir die vielen Regeln nicht merken zu können. Vermutlich war ich nicht die Einzige, der es so erging, denn es gab die Anweisungen auch noch schriftlich. Besonders beeindruckte mich ein Passus, in dem es sinngemäß hieß, die Patienten sollten auf korrekte Kleidung achten, Jogginganzug und Morgenmantel seien tagsüber nicht erlaubt! Ich hatte mich auf Morgenmantel und Jogginganzug eingerichtet, schließlich war ich in einem Krankenhaus! An Kleidung hatte ich sonst nur mit, was ich auf dem Leibe trug. Panik ergriff mich! Hans-Jürgen versuchte, mich zu beruhigen, er könne mir doch am nächsten Tag andere Sachen von zu Hause mitbringen. Das erschien mir äußerst schwierig! Ich konnte mich nicht darauf konzentrieren, was ich brauchte.

Schwer zu verstehen war für mich auch die Anordnung, dass man sich tagsüber nicht aufs Bett legen dürfe. Inzwischen fühlte ich mich wieder so schwach und elend, dass ich mich gern ausgeruht hätte. Später klärten mich meine Mitpatientinnen über den Sinn dieser Regel auf: Wir sollten uns nicht gehen lassen. Wir sollten uns beschäftigen, nicht liegen und grübeln.

Weil mir vor Aufregung sehr heiß geworden war, wollte ich das Fenster öffnen. Es ging nicht! Die freundliche Zimmernachbarin erklärte mir: „Die Fenster lassen sich nur kippen. Das ist im ganzen Haus so. Nur die Schwestern können sie mit einem Spezialschlüssel öffnen." Merkwürdig, dachte ich. Sie fuhr fort: „Auch die Stationstüren lassen sich nicht immer öffnen. Nachts und manchmal auch tagsüber werden sie geschlossen, dann muss man bei den Schwestern Bescheid sagen, wenn man raus will."

Diese Auskünfte verwirrten mich. Wo war ich denn? War ich in einem Gefängnis, in einer Anstalt, gar in einer Irrenanstalt? Ich jammerte: „Ich habe Angst, hier bleibe ich nicht, nimm mich wieder mit nach Hause!" Mein Mann antwortete sehr ruhig: „Du musst leider hier bleiben, du willst doch gesund werden. Ich komme ja morgen wieder." Ich ergab mich in mein Schicksal. Hans-Jürgen räumte noch meinen Spind ein. Den Schlüssel, der an einem langen Band befestigt war, hängte er mir nun wie einem Schlüsselkind um den Hals: „Damit du ihn nicht verlierst." Außerdem kaufte er mir unten am Empfang noch eine Telefonkarte für den Apparat im Flur, damit ich ihn anrufen konnte. Dann fuhr er nach Hause.

Ich war an einem Freitag in der Klinik angekommen. Samstag und Sonntag fanden keine Therapien statt. Die meisten Patienten durften auf Wochenendbesuch nach Hause. Deshalb war es ziemlich ruhig auf der Station. Meine beiden Bettnachbarinnen, denen es besser zu gehen schien als mir, hatten mich mit den Gepflogenheiten auf der Station vertraut gemacht. Ich hatte zusätzliche Medikamente bekommen, hatte aber nicht das Gefühl, dass sie mir halfen. Meine Unruhe blieb. Um sie zu bekämpfen, fing ich an, auf dem Gang auf- und abzugehen. Damals traute ich mich noch, allein mit dem Fahrstuhl in die Eingangshalle zu fahren. Dort hatten Ordensschwestern einen Basar aufgebaut, dessen Erlös der Dritten Welt zugutekommen sollte. Neben Specksteinskulpturen, Tonkrügen, Laubsägearbeiten und Kupferreliefs konnte man geflochtene Körbe, bunt bemalte Stofftaschen, selbst genähte Teddybären, Topflappen, Häkeldeckchen und Seidenblumen-Gestecke kaufen. Ich staunte über die Fülle und über die Qualität des Angebotes. Alles hatten Patienten der Klinik hergestellt!

Am Wochenende kamen Hans-Jürgen und Moritz. Sie versuchten, mich aufzumuntern. Wir machten einen kleinen Spaziergang in den Ort und gingen in ein Café der Kirche gegenüber. Ich war sehr unruhig. Wir hatten gerade Platz genommen, schon drängte ich, ich müsse zurück in die Klinik. Es fiel mir schwer abzuwarten, bis die beiden ihren Kuchen gegessen hatten. Ich aß nichts. Zurück in meinem Zimmer setzten wir uns an den kleinen Tisch. Die Unterhaltung verlief schleppend. Ich konnte mich nicht auf das Gespräch konzentrieren. Dieser Besuch überforderte mich. Nach nicht allzu langer Zeit sagte ich: „Ihr könnt ruhig wieder fahren." Ich ertrug die Nähe der Menschen, die ich am meisten liebe, nicht mehr länger.

Ich habe eine Depression?

Am Montag erlebte ich die erste Visite in H. Um nichts zu vergessen, hatte ich mir einen Zettel geschrieben mit all meinen mir unerklärlichen Beschwerden: meiner inneren Unruhe, meiner Schlaflosigkeit, meinen Problemen damit, nachts die Beine ausstrecken oder einigermaßen zügig gehen zu können. Das Team bestand aus dem Chefarzt der Klinik, dem Oberarzt, der Stationsärztin und einer Krankenschwester. Sie hörten mir aufmerksam zu, nickten, stellten Fragen, an die ich mich nicht mehr erinnern kann, berieten sich. Dann sagte der Chefarzt: „Sie leiden unter einer sehr schweren endogenen Depression. Sie wird vorübergehen, aber es kann sehr lange dauern."

Es dauerte eine Weile, bis ich diese Diagnose akzeptieren konnte. Zunächst klammerte ich mich an alle möglichen anderen Erklärungen für meinen Zustand. Weil ich nur ganz langsam und verkrampft gehen konnte und meine Hände oft so zitterten, dass ich fürchtete, beim Essen die Gabel nicht ordentlich zum Mund führen zu können, dachte ich an Parkinson, zumal diese Krankheit in meiner Familie vorgekommen war. Es könnte aber auch Alzheimer sein, bildete ich mir ein. Mein Gedächtnis wurde immer schlechter. Ich wusste nicht mehr, wo ich beim Tischdecken das Besteck hinlegen sollte.

Vielleicht hatte ich auch beides, Alzheimer und Parkinson? Was ich damals nicht wusste: Tatsächlich leiden Menschen mit diesen Krankheiten oft auch unter Depressionen und haben dann auch ähnliche Symptome.

Die Ärzte versuchten, mir mit Medikamenten zu helfen. Leider kann man nicht vorhersehen, auf welches Medikament ein Patient anspricht. Man muss es ausprobieren. So wurde meine Medikation sehr oft umgestellt, während meines fünfmonatigen, stationären Aufenthalts in der Psychiatrie von H. – allerdings ohne nennenswerten Erfolg.

Was bedeutet es, eine Depression zu haben?

Nach qualvollen Wochen hatte meine Krankheit nun also einen Namen bekommen: Depression! Wieso? Was bedeutete das? Ich wusste nicht viel darüber. Wie die meisten Menschen habe ich manchmal auch – ohne zu wissen, was das wirklich bedeutet – gesagt: „Ich bin heute so deprimiert." Wenn ich von Menschen hörte, die unter Depressionen litten, stellte ich mir vor, dass sie traurig oder unglücklich seien. Ich wunderte mich, dass dieser Zustand eine Krankheit sein sollte.

Erst nach und nach erfuhr ich, dass die Depression eine der schwersten Krankheiten ist, die es gibt. Sie äußert sich in zahlreichen Varianten. Viel mehr Menschen, als man glaubt, erkranken einmal in ihrem Leben an Depressionen. Genaue Zahlen sind wegen der hohen Dunkelziffer nicht zu ermitteln. Die Selbstmordrate ist hoch.

Auch meine Vorstellung davon, was es bedeutet, Depressionen zu haben, entsprach den gängigen Vorurteilen. Man muss sich nur zusammennehmen, hatte ich immer gedacht. Wie können dieser nette Mann oder jene sympathische Frau nur so unzufrieden sein, da ist doch alles in Ordnung, sie haben gesunde Kinder, ein schönes Haus, keine finanziellen Sorgen ...

Wenn jemand nach einem schweren Schicksalsschlag depressiv wird, hat jeder Verständnis, wenn es aber keinen ersichtlichen äußeren Grund gibt, fällt es oft schwer, Mitgefühl zu zeigen. Aussagen wie: „Ihre Seele ist krank, sie hat es an den Nerven, sie leidet unter Melancholie", klingen abstrakt. Ja, bei Depressiven ist die Seele krank. Aber wo ist die Seele? Man kann ihren Sitz im Körper nicht bestimmen. Das macht es so schwer, diese Krankheit zu begreifen. Und es sind auch nicht unbedingt Menschen mit schwachen Nerven, nicht nur labile oder sich selbst bemitleidende Personen, die in Depressionen fallen. Es kann jeden treffen.

Bei der endogenen Depression, unter der ich litt, handelt es sich um eine biologisch bedingte Krankheit, eine Stoffwechselstörung im Gehirn, von der man bis heute nicht weiß, ob sie durch die Depression entsteht oder ob die Depression durch die Stoffwechselstörung ausgelöst wird. Immerhin: Im Unterschied zur Seele kennt man den Sitz des Gehirns. Es ist ein Organ, das man sich vorstellen kann. Durch die Stoffwechselkrankheit werden die Botenstoffe, die für eine ausgeglichene Gemütslage verantwortlich sind, nicht mehr ausreichend erzeugt. Die Glückshormone fehlen. Das wirkt sich auf die Psyche aus, die Balance der Seele gerät aus dem Lot. Niemand ist schuld, wenn er Depressionen bekommt. Die Gründe dafür liegen im Inneren (endogen) des Menschen. Eine belastende Lebensgeschichte, Dauerstress oder schwere körperliche Krankheiten können den Ausbruch begünstigen. Selbst Ärzten fällt die Diagnose Depression oft schwer, weil viele der Symptome auch Zeichen für eine körperliche Krankheit sein können. Die Depression tritt in den unterschiedlichsten Formen auf.

Depressive können nur noch negativ und mühsam denken. Sie können sich kaum noch etwas merken, sie haben unbegründbare Ängste. Auch heute noch – im einundzwanzigsten Jahrhundert – spukt durch die Köpfe unwissender Zeitgenossen das Vorurteil, Depressive sind geisteskrank! Nein, sie sind es nicht! Ihre Gehirnfunktionen sind nur vorübergehend gestört. Bei entsprechender Behandlung können Depressive beschwerdefrei ein ganz normales Leben führen. Nach überstandener Krankheit sind sie wieder „ganz die Alten", sie sind weder im Wesen noch im Geist verändert.

Bei mir fing es – wie schon beschrieben – mit Schlafstörungen, innerer Unruhe und Antriebslosigkeit an. Dazu kamen Appetitlosigkeit und Verdauungsprobleme. Ich war innerlich und äußerlich wie gelähmt: Ich konnte nur noch schleppend gehen, konnte meine Gliedmaßen nicht entspannen, mein Gesichtsausdruck war wie versteinert. Mein Konzentrationsvermögen wurde immer geringer, ich vergaß vieles. Ich konnte nur noch negativ denken, mein Selbstwertgefühl sank auf den

Nullpunkt. Ich war nicht mehr fähig, auch nur die kleinste Entscheidung zu treffen. Nichts konnte mein Interesse mehr wecken. Eine unerklärliche, alles umfassende Angst verdrängte alle anderen Gefühle.

LEBEN MIT DER DEPRESSION

Meine ver-rückte Gedankenwelt

Die Tage und Wochen in der Klinik folgten einer Routine mit eigenen Regeln. Wenn ich nicht gerade an einer Therapie teilnahm, lief ich auf dem Stationsflur auf und ab. Wenn ich mich zu sehr von den Schwestern, die am Ende des Ganges an einem Tisch saßen und den Flur überblicken konnten, beobachtet fühlte, zog ich mich in mein Zimmer zurück und ging vor meinem Bett hin und her, bis ich glaubte, meine Mitpatientinnen zu stören – dann ging ich wieder hinaus auf den Gang.

Eine etwa achtzigjährige Mitpatientin aus einem Nachbarzimmer hatte mich bei meinem ziellosen Umherschleichen auf dem Gang entdeckt. Offensichtlich verwechselte sie mich mit einer Roswitha aus ihrem Leben. Von nun an bestand sie darauf, mich auf meinen Wanderungen zu begleiten. Es ging so weit, dass sie mich aus meinem Zimmer holte, wenn sie mich auf dem Flur nicht sah. Mir war ihre Gegenwart nicht angenehm, aber ich fühlte mich zu schwach, um mich gegen ihr herrisches „Roswitha komm!" zu wehren. Also schlurften wir Stunde um Stunde stumm nebeneinander über den Flur.

Zu keiner der gewöhnlichen Freizeitbeschäftigungen konnte ich mich entschließen. Aufs Lesen konnte ich mich nicht konzentrieren. Monatelang lag der Krimi von Elisabeth George *Denn keiner ist ohne Schuld*, den mir eine Nachbarin in die Klinik geschickt hatte, auf meinem Nachttisch. Ich habe nicht eine Seite gelesen. Selbst Mensch-ärgere-Dich-nicht-Spielen war mir zu anstrengend. Das Fernsehen brachte mir ebenfalls nichts, weil mir das Stillsitzen schwer fiel. Außerdem vergaß ich sofort, was ich gerade gesehen hatte. Ich fürchtete, dass mich jemand fragen würde: „Um was geht es denn?", und ich hätte es nicht sagen können. Trotzdem warf ich während meiner Flurwanderungen manchmal einen Blick ins Fernsehzimmer. Ein paar Minuten hielt ich aus. Ich fand es merkwürdig, Schauspieler und Nachrichtensprecher zu entdecken, die mir in meinem früheren Leben so vertraut gewesen waren. Es erschien mir wie ein Hohn, sie hier in der Klinik zu sehen, wo doch alles für mich vorbei zu sein schien.

Ich versuchte zu verbergen, dass mein Gedächtnis immer schlechter wurde. Ich ließ den Therapieplan stets auf dem Nachttisch liegen, um meine Termine unauffällig nachsehen zu können. Ich hatte den sich wöchentlich wiederholenden Plan noch nach Monaten nicht im Kopf. Wenn ich zu Hause anrufen wollte, fiel mir unsere Nummer nicht ein, ich musste sie von meiner Visitenkarte ablesen. Die Karte war ziemlich schnell abgegriffen und ich fürchtete, dass ich die Ziffern bald nicht mehr würde lesen können. Dann könnte ich nicht mehr telefonieren! Mühsam malte ich die Nummer mit einem Kugelschreiber nach. Ich steckte Karten mit dem Namen und der Adresse der Klinik in verschiedene Mantel- und Jacken-taschen. Die Daten hatte ich von einer herumliegenden Bro-schüre abgeschrieben. So sorgte ich vor, dass man mich, falls ich bei einem unserer Ausflüge verloren gehen sollte, zurück-bringen könnte. Ich konnte Hans-Jürgen abends nicht berich-ten, was in der Visite am Morgen besprochen worden war. Auch die Namen der Medikamente fielen mir nicht ein. Selbst wenn er mich fragte, was ich mittags gegessen hätte, wusste ich es nicht mehr.

Bis auf eine alles umfassende unbegründbare Angst waren alle Gefühle bei mir ausgeschaltet. Meine größte Furcht war, verrückt zu werden. Im Stillen „testete" ich mich immer wie-der: Angestrengt versuchte ich zum Beispiel, mich an Fami-liendaten zu erinnern. Obwohl ich mich schon früher nicht sonderlich gut darauf konzentrieren konnte, plagte mich jetzt große Angst, man könnte mich prüfen und ich würde nichts wissen. Oder ich habe mich gefragt, ob Schröder denn jetzt wirklich unser Bundeskanzler sei. Nachts habe ich die Fin-ger auf der Bettdecke bewegt: A, S, D, F, – J, K, L, Ö (die Grundstellung auf der Schreibtastatur). Ich habe einige Wör-ter „blind" geschrieben, um zu prüfen, ob ich es noch kann. In meinem früheren Leben hatte ich doch Textverarbeitung unterrichtet!

Am Anfang notierte ich mir noch, was ich die Ärzte bei der Visite fragen wollte, später wusste ich nicht mehr, was ich auf-schreiben sollte. Einem Arzt fiel meine Zettelwirtschaft auf. Er sagte dazu: „Na ja, macht ja nichts." Er sagte nicht, dass es zum Erscheinungsbild der Depression gehört, dass man sich sehr schlecht etwas merken kann.

Viele Depressive leiden unter Obstipation (Verstopfung). Zum einen liegt es an den Medikamenten, zum anderen an der körperlichen Verkrampfung und der mangelnden Bewegung. Ich hatte schon zu Hause, gleich am Beginn meiner Depression, Schwierigkeiten mit meiner Verdauung, in der Klinik wurde es noch schlimmer.

Ich hatte geglaubt, meinen Darmdurchbruch fünf Jahre zuvor, der drei Operationen nach sich gezogen und für einige Monate einen künstlichen Ausgang nötig gemacht hatte, ganz gut weggesteckt zu haben. Es war kein Krebs gewesen und ich war wieder vollkommen hergestellt. In meinem Unterbewusstsein hat dieses Erlebnis aber wohl doch eine sehr große Rolle gespielt.

Ich aß und trank nicht nur deshalb sehr wenig, weil ich weder Hunger noch Durst verspürte. Ein schrecklicher Gedanke hatte von mir Besitz ergriffen: Meine Verdauung funktionierte nicht mehr, mein Darm würde sich nicht mehr entleeren! Er füllte sich immer mehr, sobald ich etwas aß. Ich durfte nichts essen, sonst würde er wieder platzen!

Das Essen war eigentlich recht abwechslungsreich. Aus einer Speisekarte konnten wir freitags die Gerichte für die kommende Woche aussuchen. Aber ich konnte nicht wählen, ich konnte mich nicht entscheiden. Ich kreuzte irgendetwas an. Oft wusste ich nicht mal, was ich aß. Ich konnte nicht mehr unterscheiden, ob ich auf Schweine-, Rind- oder Hühnerfleisch herumkaute. Als besonders beängstigend habe ich riesige, weiße Klöße in Erinnerung. Ich konnte mir nicht vorstellen, sie bezwingen zu können, sie würden mir sicherlich im Halse stecken bleiben. Und doch habe ich sie, aus Angst vor den Schwestern, in mich hineingewürgt.

In der Vorweihnachtszeit 1998 gab es ein Festessen, mit dem sich die Küchenschwester sehr große Mühe gegeben hatte. Die Tische waren üppig dekoriert, in einer Ecke des Speisezimmers brannten Kerzen an einem stattlichen Tannenbaum. Ärzte und Schwestern saßen an einer separaten Tafel und feierten mit uns. Es gab Rinderbraten mit Gemüse und Kartoffeln, zum Nachtisch Eis. Ich beobachtete, dass einige der Mitpatienten dieses Mahl tatsächlich genießen konnten, was mich mit großer Verwunderung und noch tieferer Verzweiflung erfüllte. Wieso feierten wir Weihnachten? Wie konnte es sein, dass es Menschen gab, die sich darüber freuten? Wieso saß ich mitten unter ihnen und konnte doch nicht teilhaben? War wirklich Weihnachten – hier in der Psychiatrie?

Als dann noch ein Männergesangsverein auftrat, um uns mit Weihnachtsliedern zu erfreuen, verstärkte sich meine Untergangsstimmung weiter. Früher, in einem anderen Leben, hatte ich die Musik geliebt. Wie oft und wie gern hatte ich den Arien und Liedern gelauscht, die mein Mann bei seinen Auftritten vortrug. Nie mehr würde ich das tun können!

Ich bekam nicht einen Bissen herunter. Und ich fühlte mich von den Ärzten und den Schwestern noch mehr beobachtet als sonst. Es waren qualvolle Stunden für mich. Meine größte Sorge war, wie ich den vollen Teller unbemerkt entsorgen sollte. Das ging natürlich nicht. Und so trug ich ihn dann an der Küchenschwester vorbei und kippte das Festessen in den Mülleimer. Sie schüttelte missbilligend den Kopf.

Verstärkt wurde mein Ess- und Verdauungsproblem durch die sehr beengten sanitären Einrichtungen auf meiner Station. Zu sechst teilten wir uns eine Toilette: zwei Zimmer mit jeweils drei Personen, in der Mitte eine Toilette! Wir mussten jeweils zwei Türen ab- und auch wieder aufschließen. Häufig vergaßen wir, die Tür zum anderen Zimmer wieder aufzusperren. Nachts war das besonders ärgerlich. Ein paar Wochen lang waren in einem Zimmer drei Frauen, in dem anderen drei Männer untergebracht. Wir mussten alle die gleiche Toilette benutzen. In den Zimmern konnte man jedes peinliche Geräusch deutlich hören. Ohne Weiteres hätten die Männer durch die Toilette in unser Zimmer kommen können, niemand vom Pflegepersonal hätte das bemerkt. Auch das machte mir Angst.

Hatte ich endlich meinen Platz eingenommen, dauerte es nicht lange und der nächste begehrte Einlass. Das hätte mich auch unter normalen Umständen irritiert, so glich es einer Katastrophe. Außerdem war das Toilettenbecken so konstruiert, dass gleich alles „wegplumpste", sodass ich nie sehen konnte, ob es mir nicht doch gelungen war, etwas loszuwerden.

Mit der Frage, ob ich ein Abführmittel schlucken sollte, verbanden sich andere Befürchtungen. Einerseits hatte ich Angst, mein Darm würde platzen, andererseits zögerte ich mit der Einnahme, weil es mir unmöglich erschien, die Toilette beizeiten zu erreichen. Wenn ich abends ein Abführmittel bekam, musste ich ab Mitternacht ständig laufen. Und auch am folgenden Tag hatte ich – besonders nach dem Essen – bis zum frühen Nachmittag damit zu kämpfen, den Weg zur Toilette rechtzeitig hinter mich zu bringen. Wenn ich dann alles erledigt hatte und eigentlich hätte aufatmen können, begann schon wieder die Angst vor dem nächsten Mal.

Zu alledem fiel auch ein paar Mal das Licht in der Toilette über Stunden oder ganze Tage aus, sodass man entweder nicht abschließen konnte oder mühsam nach dem Türknopf suchen musste. Einmal wurde es während einer meiner Sitzungen finster. Panisch tastete ich die Wand nach dem Türknauf ab.

Von allen Schwierigkeiten, die ich hatte, war die Fixierung auf meinen Darm die schlimmste. Es kam soweit, dass ich glaubte, nicht mehr gehen zu können, wenn die Glocke zum Essen läutete, und auf meinem Bett sitzen blieb. Immer wieder kreiste die gleiche Vorstellung in meinem Kopf: Ich kann jetzt unmöglich etwas essen, denn mein Darm ist zu voll. Wenn ich noch etwas esse, platzt er. Ich hoffte, dass man mich nicht vermissen würde. Doch natürlich kam immer eine Schwester, um nachzusehen, wo ich denn bliebe. Sie redete dann mit Engelszungen auf mich ein. Ein paar Mal mussten sie einen Arzt holen, der mir Beruhigungsmittel gab. Manchmal schafften sie es, mich zu überreden, in den Speisesaal zu gehen und eine winzige Portion zu essen. Sofort bekam ich wieder Angst, mein Darm würde platzen und ich verlangte Abführmittel. Danach steigerte ich mich wieder in meine Furcht hinein, die Toilette nicht rechtzeitig erreichen zu können. So sehr, dass ich eines Abends, bevor eine Schwester mir einen Einlauf machte, einen Toilettenstuhl erkämpfte. Ich war allein im Zimmer und empfand es als beruhigend, nicht um meinen Platz auf dem stillen Örtchen zum richtigen Zeitpunkt bangen zu müssen. Der hinzugezogene Internist war auf meiner Seite, während der Therapeut meinte: „Das ist ja lächerlich!" Eine Schwester blieb während der Sitzung bei mir, und so konnte ich ein einziges Mal während meines Aufenthalts in der Klinik in H., also innerhalb von fünf Monaten, in Ruhe mein Geschäft verrichten.

Später waren sie nicht mehr so freundlich. Ich hörte: „Nicht schon wieder! Sie sind nicht so krank, stellen Sie sich nicht so an, mit dem Darm hat das alles nichts zu tun!" Diese Bemerkungen und der Kampf um die Toilette führten dazu, dass ich nach einiger Zeit meine Darmprobleme verschwieg.

Außer dem täglichen Saft, den wir alle zur Regulierung unserer Verdauung bekamen und der bei mir nichts bewirkte, ließ ich mir keine Abführmittel mehr geben. Nicht etwa, weil sich meine Beschwerden gebessert hätten, sondern weil ich noch mehr Angst hatte, auf die *Wache* zu kommen. So hieß der Raum für Notfälle, die besonders schwierigen Fälle und die Suizidgefährdeten. Das Schwesternzimmer war nur durch eine Glasscheibe von der *Wache* getrennt, sodass die Patienten ständig beobachtet werden konnten. Ich hatte Angst, dort zu landen, wenn ich weiterhin durch mein Essensproblem auffallen würde. Ein Arzt hatte einmal zu mir gesagt: „Wir lassen Sie nicht verhungern, ab fünfundvierzig Kilogramm werden sie zwangsernährt." Er meinte damit sicherlich eine künstliche Ernährung und wollte mich beruhigen. In meinem kranken Denken stellte ich mir vor, dass ich auf die *Wache* käme, dort festgehalten oder festgeschnallt würde und die Schwestern das Essen gnadenlos in mich hineinstopfen würden. Nur aus Angst vor dieser Vorstellung aß ich ein bisschen.

Nach Möglichkeit verschenkte ich den größten Teil meiner Mahlzeiten an Mitpatienten. Wenn ich keinen Abnehmer fand, landeten die Reste im „Schweine-Eimer". Was ich dort nicht loswerden konnte, nahm ich mit aufs Zimmer. Auf meinem Nachtisch lagerten dann tagelang Yoghurtbecher, Bananen, Obst oder Schokolade auf dem Nachttisch und landeten schließlich im Mülleimer. Nachdem mir aber der Gedanke gekommen war, die Mülleimer könnten kontrolliert werden, nahm ich alles am Wochenende mit nach Hause. Eines Tages gab es zu meinem Entsetzen keinen „Schweine-Eimer" mehr. Ich bildete mir damals ein, er sei meinetwegen abgeschafft worden. Denn jetzt musste ich immer an einer Schwester vorbei, um meine Essensreste zu entsorgen.

Immer wieder malte ich mir aus, dass die Ärzte mir nicht glauben würden, wenn mein Darm geplatzt sei, und mir dann auch nicht helfen könnten. Andererseits habe ich mir das wirklich gewünscht, um dem schrecklichen Zustand der Depression für alle Zeiten entfliehen zu können. Gleichzeitig hatte ich wahnsinnige Angst davor. Ich wusste ja, wie schrecklich ein Darmdurchbruch ist. Ich traute psychiatrisch ausgebildeten Ärzten nicht zu, dass sie ihn erkennen würden. Es gab zwar eine internistische Abteilung in der Klinik, aber keine chirurgische. Ich dachte, falls überhaupt Hilfe käme, käme sie zu spät. Diese Gedanken ließen sich nicht abschalten.

Ich war längst wieder gesund, als mir bewusst wurde: So kann es doch gar nicht gewesen sein, das ist doch unmöglich. Ich würde nicht mehr leben, wenn ich tatsächlich monatelang kaum Verdauung gehabt hätte!!! Diese Erkenntnis hat mich noch einmal sehr erschrecken lassen und ich empfand großes Mitleid mit mir selbst und meinem damaligen Zustand. Wie ver-rückt habe ich damals gedacht! Auch Hans-Jürgen, der immer wieder versucht hatte, mich zur Einsicht zu bringen, habe ich nicht geglaubt.

Innerhalb meines ver-rückten Denkens war alles logisch, nur baute mein Denken auf falschen, ausschließlich negativen Voraussetzungen und einer vollkommenen Hoffnungslosigkeit auf. Ich dachte, nur ich wüsste genau, wie schlecht es um mich steht. Unverrückbar stand für mich fest, dass mir nicht mehr zu helfen sei und dass ich meine Familie durch meine Krankheit auch ins finanzielle Elend stürzen würde.

Während Hans-Jürgen versuchte, mich aufzurichten und mir sagte: „Ich weiß, dass du wieder gesund wirst", wähnte ich mich wie eine Hellseherin in der Gewissheit, dass er unrecht hatte. Ich wusste, wie es kommen würde, nichts war daran zu ändern! Immer wieder spielte sich in meinem Kopf folgende Szene ab: Ich sah Hans-Jürgen, Moritz, den Hund und die Katze, wie sie unser Haus verlassen mussten und auf der Straße landeten, weil sie kein Geld mehr hatten. Mich warf man aus dem Krankenhaus, weil ich nicht mehr krankenversichert war. Die Polizei griff mich in einem Park auf. Da ich mich weder an meinen Namen noch an irgendwelche Telefonnummern erinnern konnte, fühlte ich mich hoffnungslos verloren.

Wenn ich mit Hans-Jürgen oder Moritz telefonierte oder sie mich abholten, sah ich die Gefahr vorübergehend gebannt, was mich aber nicht wirklich erleichterte, da ich felsenfest davon überzeugt war, dass meine düsteren Vorahnungen sich erfüllen würden! Wie ein Film lief diese Schreckensvision immer wieder in mir ab. Ich wusste, dass mir meine Familie unendlich leidtun müsste, aber ich spürte dieses Mitleid nicht. Ich war die Einzige, die die Zukunft schon kannte. Ich war ihr todsicher ausgeliefert. Niemand konnte etwas dagegen tun. Außer Angst fühlte ich nichts.

Ich konnte nicht mehr hoffen. Je länger meine Krankheit anhielt, desto weniger konnte ich den Ärzten und Schwestern meine Symptome mitteilen. Ja, ich versuchte sogar, sie zu verheimlichen, weil ich immer wieder Angst hatte, für den Rest meines Lebens in eine geschlossene Abteilung verbannt zu werden. Auch dieser Gedanke war ver-rückt; denn ich befand mich ja bereits in einer Anstalt, nämlich in der Psychiatrie. Zwar war ich in einer offenen Abteilung, ich konnte nach draußen gehen, aber ich konnte mich nur zwei- oder dreimal dazu entschließen. Ob offene oder geschlossene Abteilung hätte für mich keinen großen Unterschied bedeutet.

Manchmal war ich mir nicht sicher, ob das, was ich erlebte, Wirklichkeit war oder ob ich es nur träumte. Eines Tages wollte man eine neunzigjährige Frau aus der Wache in unserem Zimmer einquartieren. Obwohl sie noch recht rüstig war, empfanden meine Zimmergenossin und ich das als Bedrohung und Zumutung. Nicht weil wir etwas gegen alte Menschen hatten. Obwohl es niemand von uns erwartete, glaubten wir, uns um sie kümmern zu müssen. Das trauten wir uns nicht zu, davor hatten wir Angst. Ich glaubte zudem, die Schwestern seien mir böse und wollten mich mit dieser Aktion bestrafen! Als ich meine Befürchtung aussprach, bekam ich sofort ein starkes Medikament und wurde in einen anderen Raum verlegt, in dem ich ein paar Tage allein war. Meine Heimfahrt am Wochenende wurde gestrichen.

Für mich gab es einen Grund, dass die Schwestern mit mir unzufrieden sein könnten: Die Ärzte wollten versuchen, mit Infusionen eine Besserung meines Zustandes herbeizuführen. Ich sollte mit dem Stationsarzt darüber sprechen und mich dafür oder dagegen entscheiden. Sie hätten wissen müssen, dass ich mich entschließen konnte!

Mit dem Arzt sprach in dann darüber, dass ich Angst hatte zu essen, dass ich fürchtete, mich zu verlaufen, dass es mir schlecht ging, aber die Infusionen erwähnte ich nicht – er auch nicht. Durch meine zurückliegenden Operationen, bei denen ich wochenlang am Tropf gehangen hatte, sind meine Venen zerstochen und nicht mehr so leicht zugänglich wie früher. Ich hatte vorher nie Angst vor der Nadel gehabt – auch nicht, nachdem es etwas schwieriger geworden war, mir Blut abzuzapfen. Während meiner Depressionen änderte sich das jedoch gründlich. Bei jeder Blutabnahme in H. gab es Schwierigkeiten. Die Ärztin fand keine geeignete Vene, klopfte die Venen in der Armbeuge ab, ließ mich den Arm unter warmes Wasser halten, damit die Adern sich erweiterten. Wenn es ihr gelungen war, in eine Vene zu stechen, kam kein Blut. Einmal startete die Ärztin mehrere Versuche vor den Augen der Mitpatienten, die in einer langen Reihe anstanden, um auch eine Blutprobe machen zu lassen. Die Ärztin gab an diesem Tag entnervt auf und probierte es am nächsten noch einmal. Ich konnte mich auch deswegen nicht zu einer Infusion entschließen, geschweige denn darüber sprechen, denn ich hatte unüberwindbare Angst davor.

Auch ein anderes Mal war ich mir nicht sicher, ob ich träumte oder wachte. Am Nachmittag hatten Hans-Jürgen und ich ein „Beratungsgespräch" mit dem Oberarzt. Später habe ich Hans-Jürgen gefragt, ob es wirklich so stattgefunden habe. Er bestätigte es mir. Es fielen Sätze, die mich noch tiefer in den Abgrund stürzten, zum Beispiel: „Sie müssen auch selbst mitarbeiten, Sie dürfen sich nicht nur auf die Medikamente verlassen!" Aber ich konnte doch nicht! Auch Hans-Jürgen bekam nichts zu hören, was ihm hätte Mut machen können. Zu ihm sagte der Arzt: „Ich kann die Depression nicht wegpusten, sie kann noch sehr, sehr lange dauern. Vielleicht bringen Sie Ihre Frau in Heimatortsnähe unter." Das bedeutete für mich: Sie haben mich aufgegeben, ich werde nie mehr gesund und deshalb wollen sie mich jetzt loswerden. Auf die Frage meines Mannes, ob man denn nicht meinen Geist trainieren könne – ich hatte ja monatelang keine Zeile mehr gelesen –, höhnte er: „Soll ich Ihrer Frau etwa vorlesen?" Er beendete das Gespräch abrupt, wir sollten seine kostbare Zeit nicht länger in Anspruch nehmen. Ich gab mir die Schuld an dieser misslungenen Unterredung.

Danach wollte ich nur noch zurück in mein Zimmer, um mich zu verkriechen. Als ich mich am Fahrstuhl von Hans-Jürgen verabschiedete, dachte ich, er müsse jetzt zutiefst unglücklich, mutlos und einsam sein. Ich dachte es, aber ich empfand nicht wirklich Mitleid. Ich wusste: Man kann mir sowieso nicht helfen. Mein Schicksal steht fest. Er wird noch Schreckliches durchmachen müssen wegen mir.

Wie versteinert sah ich das Unheil seinen Lauf nehmen, ohne im Geringsten versuchen zu können, es aufzuhalten. Am Nachmittag fuhr mein Mann wieder nach Hause. Bis gegen neun Uhr abends, als es die Schlaftabletten gab, ging ich im Zimmer auf und ab, ich konnte nicht still sitzen oder stehen. Mich hatte das Gespräch sehr aufgeregt. Mit den Schlaftabletten konnte ich dann immerhin ein paar Stunden schlafen.

Am nächsten Morgen gelang es mir nicht, mich anzuziehen. Eine Schwester redete mir zu, ging hinaus, kam wieder zurück, versuchte es erneut. Nichts half. Ich war mir nicht sicher, ob ich träumte oder wachte. Meine Zimmernachbarin packte ihre Sachen fürs Wochenende. Das kam mir vollkommen unwirklich vor. Ich legte mir zurecht: Wenn die gleiche Schwester jetzt wieder hereinkommt, träume ich nicht. Unglücklicherweise kam eine andere Schwester. Es war Schichtwechsel! Daran dachte ich aber erst viel später. Sie gaben mir ein starkes Beruhigungsmittel, das ich erst nach längerem Zögern einnahm. Ich fürchtete, die Kontrolle über mich (die ich ja gar nicht mehr besaß) zu verlieren. Endlich durfte ich mich wieder ins Bett legen. Dank der Tablette habe ich mich dann merkwürdig wohlgefühlt. Als ich irgendwann begriff, dass es kein Traum gewesen war, gelang es mir auch wieder, mich anzuziehen.

Nach etwa drei Monaten Aufenthalt in H. bildete ich mir ein, mich nicht genügend zu pflegen. Ich wusch mich zwar jeden Tag, aber ich hatte Angst, in der Klinik zu duschen. Das tat ich nur am Wochenende zu Hause. Vor allem dachte ich ständig, meine Füße würden stinken. Hans-Jürgen musste mir ein Deo-Spray für die Schuhe kaufen. Obwohl er mir versicherte, dass ich nicht nach Schweiß röche, glaubte ich ihm nicht. Ich empfand mich als Zumutung für die anderen. Bald würden sie sich beschweren, mich anfeinden. Sie müssten sich doch vor mir ekeln! Ich wunderte mich, dass niemand etwas sagte. Einmal habe ich mich doch einer Krankenschwester anvertraut, die mir dann beim Baden half. Ich dachte, sie badet mich, weil ich so ungepflegt bin. Wahrscheinlich tat sie es, um mich zu beruhigen. Inzwischen weiß ich, dass es bei Depressionen solche Sinnestäuschungen geben kann.

Hilfeflehend fragte mich eine Zimmergenossin manchmal in der nicht enden wollenden Zeit, die wir trotz der Therapien hatten: „Was sollen wir denn nur tun?" Ich wusste es nicht. Ich wollte nur meine Ruhe haben, im Flur oder vor meinem Bett auf und ab gehen oder mich hinlegen und meinen dumpfen Gedanken nachhängen. Obwohl einerseits die Zeit fast stillzustehen schien, war ich jedes Mal überrascht, wenn die Glocke zu den Mahlzeiten rief. Die Zeit war doch vergangen!

Sehr oft sah ich nachts auf die Uhr. Ich atmete auf, wenn noch Zeit war bis zum Wecken. Ich konnte noch eine Weile im Bett bleiben. Meine Armbanduhr spielte eine große Rolle für mich. Ich wollte zu den Therapien nicht zu spät kommen, ich musste wissen, wie viel Zeit ich noch hatte, bis mich die Mahlzeiten wieder bedrohten. Vor allem durfte ich den Zeitpunkt nicht verpassen, wenn ich endlich die Schlaftablette abholen konnte.

Eines Tages ängstigte mich plötzlich der Gedanke, meine Uhr könnte stehen bleiben. Am Wochenende drängte ich Hans-Jürgen, eine neue Batterie zu kaufen. Er wollte sofort eine besorgen, fand aber in unserem Ort keine passende. Doch der Uhrmacher maß den Zustand der Batterie und konnte meinen Mann beruhigen – sie war noch voll!

Ich hatte auch einen Wecker mit in der Klinik, den ich aber anfangs nicht benötigte, da wir geweckt wurden. Nach einigen Wochen wurde diese Regelung abgeschafft und wir mussten selbst für pünktliches Aufstehen sorgen. Ich konnte mir nicht merken, wie man diesen elektronischen Wecker stellen muss- te. Vor allem gelang es mir nicht, ihn abzustellen, er klingelte unentwegt weiter. Ein Mitpatient wollte mir helfen, scheiterte aber ebenfalls an dieser Aufgabe. Er nahm die Uhr auseinan- der – jetzt ging gar nichts mehr! Dieser weckerlose Zustand beunruhigte mich sehr. Ich nahm den Wecker ein paar Mal mit nach Hause, damit mein Mann ihn überprüfen konnte, aber aus irgendeinem Grund funktionierte er nie richtig. Die Lösung brachte eine neue Zimmergenossin, die einen zwan- zig Jahre alten, aufziehbaren Wecker hatte.

Auch die Umstellung auf die Sommerzeit im März 1999 be- reitete mir großes Kopfzerbrechen. Am Wochenende hatte Hans-Jürgen alle Uhren zu Hause eine Stunde vorgedreht – einschließlich meiner Armbanduhr. Diesen Vorgang konnte ich nachvollziehen, aber nun sorgte ich mich, ob die Uhren in der Klinik auch rechtzeitig umgestellt worden waren, denn sonst – so meine Angst – würde ich sicher durcheinander kommen mit den verschiedenen Zeiten. Tatsächlich fand im Krankenhaus wegen eines technischen Defektes die Umstel- lung erst am nächsten Mittag statt! Das irritierte mich sehr.

Mein Zeitgefühl ließ mich auch sonst im Stich. Als ich fest- stellte, dass ich schon fast fünf Monate in der Klinik in H. war, mochte ich es nicht glauben. So lange sollte ich schon da sein?

Ich konnte die vergangene Zeit nur mühsam anhand meines Kalenders nachvollziehen, traute meinen Berechnungen aber nicht und ließ mir von Hans-Jürgen immer wieder bestätigen, welchen Monat wir gerade hatten. Einerseits hatte ich das Empfinden, die Zeit raste nur so dahin, andererseits meinte ich, sie dehnte sich unendlich. Das Leben „da draußen" hatte in grauer Vorzeit stattgefunden. Als ich im November eingeliefert worden war, trug ich meinen grünen Wintermantel. An den Weihnachtsfeiertagen war ich zu Hause gewesen. Und jetzt war schon April und ich konnte bereits ohne Mantel spazieren gehen. Aber er hing noch in meinem Spind. Das frühlingshafte Wetter erstaunte mich. Mich verunsicherte sehr, dass ich kein Zeitgefühl mehr hatte. Ich redete mir ein, dass auch das ein Anzeichen dafür sei, dass ich verrückt würde.

Auf dem Gang unserer Station mussten Umbauarbeiten durchgeführt werden. Der Fußboden wurde aufgerissen, Leitungen erneuert und ein neuer Belag gelegt. Abgesehen von dem Lärm des Presslufthammers, den wir zu ertragen hatten, beunruhigte mich die ganze Angelegenheit sehr. Direkt neben unserer Zimmertür wurde vorübergehend eine Mauer – wenn auch nur aus Plastikplanen – gezogen. Der direkte Durchgang zur Ausgangstür war somit versperrt! Wir mussten am Schwesternzimmer vorbei in einen anderen Gang durch eine parallel liegende Station gehen, um zu unseren Therapien zu gelangen. Davor hatte ich Angst, obwohl ich die Station kannte! Man hatte uns Wochen vorher schon informiert. Und so fragte ich ständig nach, wann es denn so weit wäre, ob es wirklich so weit kommen würde, und welchen Weg ich dann nehmen müsste. Ich fühlte mich bedroht von dieser Situation. Ich wusste, dass es verrückt war, aber ich konnte mich nicht zusammennehmen.

Während meines Aufenthalts in der Klinik verschlechterte sich meine Krankheit immer weiter. In meinem Kopf bewegte ich nur noch dunkle Gedanken. Ich war felsenfest davon überzeugt, dass es mit mir kein gutes Ende nehmen würde, aber ich konnte mich nicht dagegen wehren. Und ich hatte Angst, dass alles noch schlimmer werden könnte, als es ohnehin schon war. Ich hatte wirklich den dringenden Wunsch, mich wie eine Maus in einem Mauseloch verkriechen zu können, um einfach weg zu sein.

Dieses Gefühl des Ausgeliefertseins und der Hoffnungslosigkeit ließ allmählich einen gefährlichen Gedanken in mir keimen, den ich am Anfang meiner Depressionen nicht hatte. Bis zu meinem vierundfünfzigsten Lebensjahr habe ich niemals an Selbstmord gedacht. Ich habe niemals Todessehnsüchte verspürt und fand das Leben trotz mancher Schwierigkeiten immer lebenswert. Aber in dieser mir ausweglos erscheinenden Lage hatte ich den dringenden Wunsch, nicht mehr sein zu müssen. Die einzige Möglichkeit, diesem grauenvollen Zustand der Depression entrinnen zu können, schien mir die Flucht in den Tod. Ich weiß, dass viele meiner Mitpatienten auch diesen Gedanken hatten.

Ich traute mich nicht, mit jemandem darüber zu sprechen, weil ich fürchtete, dass man meine suizidale Gefährdung würde heraushören können. Wenn mich die Ärzte fragten: „Denken Sie manchmal an Selbstmord?", habe ich stets „nein" gesagt. Hätte ich mit „Ja" geantwortet, hätten sie mich sofort auf die Wache gebracht, um mein Vorhaben zu verhindern. Auch Hans-Jürgen sagte ich nichts. Ich stellte mir immer wieder die gleiche Frage: Wie kann ich diesem Zustand entfliehen? Gott sei Dank war ich zu schwach, diesen Gedanken in die Tat umzusetzen. Gelegenheiten, es zu versuchen, hätte es gegeben. Verschiedene Möglichkeiten habe ich gedanklich durchgespielt. Ich erwähne sie hier nicht, um niemanden zur Nachahmung zu animieren. Die Schwere meiner Erkrankung hat mich Gott sei Dank davor bewahrt, diese Dummheit zu begehen!!! Ich hatte keine Kraft dazu.

Eine Mitpatientin unternahm einen Selbstmordversuch. Sie konnte gerettet werden. Ich hatte immer bewundert, dass sie in den Therapiestunden so viel sagen konnte, während ich stumm danebensaß. Sie erzählte, was sie an den Wochenenden zu Hause alles erledigte und unternahm. Ich dachte: Die kann doch gar nicht depressiv sein … Sie war es eben doch. Ihr Wunsch nach Erlösung war so groß, dass sie den Ärzten und Therapeuten vormachte, dass es ihr besser ginge und man sie am Wochenende getrost nach Hause gehen lassen könnte.

Es klingt ganz schrecklich, leider ist es aber tatsächlich so gewesen: Der Gedanke an Hans-Jürgen und Moritz hätte mich nicht davon abhalten können, mein Leben zu beenden. Ihre Beteuerungen, dass ich wieder gesund würde, hielt ich für eine milde Lüge, ich wusste es ja besser! Alle Depressiven, die ich kennengelernt habe, dachten so. Wenn Depressive Selbstmordgedanken äußern, sollte man sie ernst, sehr ernst nehmen. Sie meinen es todernst!

Natürlich haben meine Angehörigen mir geholfen, indem sie immer da waren, mich nicht abschrieben, mich ertrugen, nicht aufhörten mich zu lieben. Trotzdem habe ich diesen Zustand der Hoffnungslosigkeit, der Eingeschränktheit des Denkens, der Abwesenheit sämtlicher Gefühle außer dem der Angst, der Hilflosigkeit und des Ausgeliefertseins als so entsetzlich empfunden, dass ich glaubte, ihn nicht mehr aushalten zu können.

In einer Therapiestunde fragte eine Mitpatientin: „Woher weiß man denn, dass man dann auch wirklich tot ist? Vielleicht muss man ja weiterleben in einer anderen Welt in dem gleichen Zustand oder in einem noch viel schlimmeren ...?" Diese Bemerkung traf mich wie ein Schlag. Dieser einzige Ausweg, den ich mir vorstellte, war vielleicht gar keiner!

Ein „normaler" Tagesablauf in der Klinik in H.

Gegen sieben Uhr stieß die Küchenschwester die Zimmertür auf, schob geräuschvoll einen Wagen mit Wasserflaschen herein, stellte jedem von uns eine neue Flasche auf den Nachttisch, sammelte die leeren ein und ermahnte uns, mehr zu trinken. Dann schimpfte sie: „Was ist das für eine Luft hier" und riss das Fenster auf. Ich kann mich nicht erinnern, dass sie uns einen guten Morgen gewünscht hätte.

Meist stand ich als Erste auf und ging in den winzigen Waschraum neben der Toilette. Ich wusch mich, putzte mir die Zähne und kämmte mich. Zu mehr Morgentoilette konnte ich mich nicht aufraffen. Dann zog ich meinen Jogging-Anzug an und beeilte mich, mich in die Schlange zum Blutdruckmessen, die sich schon vor dem Schwesterntisch am Ende des Flurs bildete, einzureihen. Ich wollte nicht zu spät kommen. Anschließend wurden wir nach unserer Verdauung befragt. Ich antwortete: „Keine" oder „Nur ein bisschen".

Auf dem Rückweg hätte ich mich gern am Speisezimmer vorbeigemogelt und in mein Zimmer verkrochen. Aber die Schwestern passten auf. Also würgte ich ein halbes Brötchen mit etwas Marmelade herunter und trank eine Tasse Kaffee. Es gab zum Frühstück auch Käse, Quark und Wurst und manchmal ein Ei. Ich wusste, dass mir dieses Angebot früher gefallen hätte, aber ich verspürte keinerlei Verlangen. Sobald wie möglich stand ich wieder auf, räumte mein Geschirr ab. Nach dem Frühstück traten wir im Schwesternzimmer am Ende des Ganges vor der Wache an, um unsere Medikamente in Empfang zu nehmen. Sie waren schon in kleine Plastiknäpfe sortiert und wir mussten sie vor den Augen der Schwestern schlucken.

Anschließend holte ich ein Handtuch aus meinem Zimmer und zusammen mit einer Mitpatientin ging ich in den Keller zum Wassertreten. Jeden Tag hielt ich es für ausgeschlossen, den Weg dorthin allein zu finden, Angst begleitete mich. In einem großen Raum mussten wir mit Patienten von den anderen Stationen durch zwei Wasserbecken waten. Wie bei allen anderen Therapien war es Pflicht für uns, daran teilzunehmen. Das Wassertreten sollte den Kreislauf anregen. Auch in diesem Raum saß eine Schwester, passte auf uns auf und führte eine Anwesenheitsliste. Man konnte sich nicht drücken. Das Wassertreten war mir nicht besonders unangenehm, es gefiel mir aber auch nicht. Es war mir furchtbar lästig, Schuhe und Strümpfe aus- und wieder anzuziehen und aufzupassen, dass die hochgekrempelten Hosen nicht nass wurden. Ich absolvierte möglichst nur drei Gänge.

Zurück auf unserem Zimmer zogen wir uns um für die folgenden Therapien, wir sollten uns ja nicht gehen lassen. Am liebsten wäre ich im Jogging-Anzug geblieben. Aber das war nicht erlaubt. So zog ich tagaus, tagein die gleiche Kombination an: Jeans, Jeansweste und karierte Bluse. Ich konnte mich nicht entscheiden, etwas anderes aus dem Schrank zu nehmen. Immer lastete der Druck auf mir, mich beeilen zu müssen. Ich durfte zu den anschließenden Therapien nicht zu spät kommen!

Meist war dann doch noch etwas Zeit, die ich mit einem meiner Flurspaziergänge verbrachte. Der Weg war immer der gleiche: von der Stationstür aus entlang an fünf Patientenzimmern, dem Speisezimmer, dem Nichtraucher- und dem Raucherraum. Zum Schluss kam das Schwesternzimmer. Dahinter konnte man durch eine Glasscheibe in die sogenannte Wache sehen. An einem Tisch am Ende des Flurs saß immer eine Schwester und beobachtete uns. Hier machte ich kehrt und ging auf der anderen Seite zurück, vorbei an einem zweiten Ausgang zum hinteren Treppenhaus. Ich kam an der Stationsküche, dem Speisezimmer gegenüber, vorbei. Es folgte ein Wirtschaftsraum, in dem zum Beispiel Krankenstühle, Putzmaterial und Blumenvasen standen. Durch ihn konnte man auf die gegenüberliegende Station gelangen. An diesen Raum schloss sich eine Fensterfront bis zur Eingangstür an.

Wir gingen jeden Vormittag zur Kunst- oder Beschäftigungstherapie, die in den Souterrainräumen stattfand. An manchen Tagen wurde die Beschäftigungstherapie durch Gruppentherapie ersetzt. Außerdem hatte ich an einem Vormittag in der Woche Musiktherapie, manche Mitpatienten gingen schwimmen oder trieben anderen Sport. Die diversen Einrichtungen habe ich nie kennengelernt. Es hat mich auch nicht interessiert, wo sie lagen. Sport zu treiben, war für mich unvorstellbar.

Für jeden gab es einen Therapieplan, den Ärzte und Schwestern festlegten. Hätte ich den Wunsch geäußert, an einer bestimmten Therapie teilnehmen zu wollen, wären die Ärzte vielleicht darauf eingegangen. Nur lag mir damals nichts ferner, als mir irgendetwas zu wünschen.

Wieder auf der Station verkroch ich mich an Tagen, an denen ich keinen Küchendienst hatte, in meinem Zimmer, legte mich aufs Bett und grübelte oder schlich über den Flur.

Unerbittlich läutete die Messingglocke gegen zwölf Uhr. Sie hing im Flur an der Wand neben dem Speisezimmer und wurde von dem jeweils zuständigen Patienten mittels Kordelzug in Schwung gebracht. Wegen der unterschiedlichen Therapiezeiten fanden sich die Patienten erst nach und nach ein. Durchs Fenster sahen wir auf einen Balkon, den wir nicht betreten durften. Manchmal zogen sich Ärzte oder Schwestern dorthin zum Rauchen zurück. Im Raum verteilt standen Tische für vier oder fünf Personen. Jeder hatte am Anfang seinen festen Platz zugewiesen bekommen. Wenn wir kamen, waren die Tische schon vom Küchendienst gedeckt. Mittags nahm sich jeder seinen Teller vom Platz und holte seine Portion bei der Küchenschwester ab. Sie stand mit einem Essenswagen, den ein Zivildienstleistender aus der hauseigenen Küche auf unsere Station gerollt hatte, vor dem Speisezimmer auf dem Flur. Wo die Küche sich befand, habe ich nie erfahren. Aus den Wärmebehältern wurde großzügig aufgeschöpft. Ich flehte jedes Mal: „Bitte nicht so viel!" Es half nichts, ich bekam meinen Teller genauso vollgepackt wie die anderen.

Das Mittagessen dauerte ungefähr eine halbe Stunde. Ich staunte, was für einen Appetit manche Patienten hatten. Einige unterhielten sich lebhaft. An meinem Tisch war es immer recht still. Wahrscheinlich lag es daran, dass ich nur das Nötigste sprach und meine versteinerte Miene die anderen nicht zum Reden animierte. Die Besetzung bei Tisch wechselte oft. Längere Zeit saß ich mit einer Chemikerin zusammen. Wir begrüßten uns höflich und erkundigten uns wechselseitig nach dem Befinden. Über Monate hin lautete unser beider

Antwort gleich: „Danke, nicht gut". Dann schwiegen wir. Mit Unterbrechungen von einigen Wochen war ein alkoholkranker Obdachloser immer mal wieder mein Tischnachbar. Mitpatienten erzählten, dass er schon oft aus der Gosse aufgelesen und von der Polizei in die Klinik gebracht worden war. Auf unserer Station wurde er gebadet und frisch eingekleidet und auf Entzug gesetzt. Er war stets gut gelaunt und freundlich und aß mit enormem Appetit. Die Schwestern behandelten ihn wie einen alten Bekannten.

Nach dem Essen mussten wir wieder unsere Medikamente einnehmen. Vergaß ich das, tönte es eine Weile später aus der Sprechanlage: „Frau von Brandenstein, holen Sie bitte Ihre Medikamente ab." Schuldbewusst eilte ich dann ins Schwesternzimmer.

Den Küchendienst erledigten jeweils vier Patienten nach einem von den Schwestern erstellten Plan, der im Speisezimmer aushing. Zunächst waren Tische für etwa zwanzig Patienten zu decken. Eine Aufgabe, die mir jedes Mal als eine nicht zu bewältigende erschien. Im Zeitlupentempo, so kam es mir vor, schaffte ich es dann doch, hatte aber immer Angst, vielleicht ein Messer, eine Gabel, oder gar ein ganzes Gedeck vergessen zu haben. Das kam auch tatsächlich vor. Der Betroffene holte sich die Sachen dann selbst aus der Küche. Niemand meckerte, aber mir erschien so ein Fehler wie ein weiterer Beweis meiner nachlassenden geistigen Kräfte. Nach dem Mittagessen mussten wir die Tische abräumen, das schmutzige Geschirr auf den Essenswagen stellen und Teile, die nicht in die

Spülmaschine durften, in der Stationsküche gegenüber dem Speisezimmer abwaschen oder abtrocknen. Oft verkrümelten sich die zuständigen Leute, sodass ich manchmal allein übrig blieb. Ich kam nicht auf die Idee, mich zu beschweren.

Nach dem Essen bzw. dem Küchendienst konnten wir uns zur Mittagsruhe zurückziehen. Jetzt durften wir uns endlich ins Bett legen. Ich versuchte, liegen zu bleiben und grübelte. Meine Unruhe zwang mich jedoch, immer wieder aufzustehen und auf- und abzugehen.

Gegen vierzehn Uhr läutete die Glocke zum Nachmittagskaffee: Schon wieder essen müssen, hieß das für mich. Ich fühlte mich jedes Mal bedroht von riesigen Stücken Gugelhupf, Marmor- oder Butterkuchen. Oft konnte ich den Kuchen an Mitpatienten verschenken. Gelang mir das nicht, würgte ich ihn schnell in mich hinein. Heute muss ich mich bremsen, nicht zu viel zu naschen.

Nach der Kaffeepause begannen wieder die Therapien. Ich nahm meist an der Kunst- oder Beschäftigungstherapie teil. An manchen Tagen konnten wir spazieren oder einkaufen gehen. Wir mussten uns bei den Schwestern ab- und wieder zurückmelden. Außerdem mussten wir die genaue Uhrzeit des Ausgangs und der Rückkehr eintragen. Wegen der Schwere meiner Depressionen war mir der Ausgang nur in Begleitung eines anderen Patienten erlaubt. Andere durften auch allein das Haus verlassen. Manchmal bat mich jemand um Begleitung. Dazu konnte ich mich aber nur zwei- oder dreimal überwinden. Meist blieb ich auf der Station.

Wir durften zu jeder Tageszeit Besuch empfangen. Da die Klinik rund hundert Kilometer von meinem Wohnort entfernt war, kam zu mir selten jemand. Außer Hans-Jürgen und Moritz wollte ich sowieso niemanden sehen. Mein Mann hatte Bekannten, Verwandten und Nachbarn erklärt, dass ich keine Besuche wünschte. Niemand sollte in meine elende Welt eindringen!

Um fünf Uhr nachmittags gab es schon Abendessen. Hierzu musste der zuständige Küchendienst zwischendurch die Tische decken. Wenn ich dafür eingeteilt war, fürchtete ich stets, nicht rechtzeitig fertig zu werden. Mitten im Speisezimmer stand ein Rollwagen mit Wurstplatten, Kräuterquark, Käse und Dosenfisch, oft auch mit Obst oder Salat. Mich konnte das alles nicht locken, ich aß nie etwas anderes als eine Scheibe Brot mit Schnittkäse. Dazu trank ich eine Tasse Tee.

Wenn ich Küchendienst hatte, konnte ich kaum abwarten, bis die anderen fertig waren. Wie konnten die so lange in aller Gemütsruhe essen? Ich wollte abräumen, um diese mich so belastende Pflicht endlich erfüllt zu haben! Nachdem ich meine Medikamente im Schwesternzimmer bekommen hatte, lief ich unruhig den Gang auf und ab. Immer wenn ich am Esszimmer vorbei kam, sah ich hinein. Ich konnte meine Ungeduld kaum zügeln. Selbst nach monatelangem Küchendienst war ich jedes Mal erneut unsicher, wohin welches Geschirr gehörte, ob die Reste aufgehoben werden sollten oder nicht. Ständig hatte ich Angst, etwas falsch zu machen.

Wenn wir gegen sechs Uhr abends alles erledigt hatten, blieb noch reichlich freie Zeit bis zum Schlafengehen. Viele bekamen Besuch, einige gingen spazieren, manche sahen fern, andere trafen sich im Raucherraum. Ich lief wieder auf und ab oder versuchte, mich im Zimmer zu verkriechen, wobei mich die fremden Besucher störten.

Jeden Abend wurde mein Warten auf das Ende des qualvollen Tages durch einen Anruf von Hans-Jürgen unterbrochen. Manchmal war ich noch auf dem Flur, manchmal hatte ich mich schon zurückgezogen. Ich hatte kein Zeitgefühl und konnte mir auch nicht vorstellen, dass er tatsächlich auch an diesem Tag wieder anrufen würde, sonst hätte ich sicherlich in der Nähe des Telefons gewartet. Zum Glück war um diese Zeit immer jemand im Raucherzimmer, der das Klingeln hörte und mir Bescheid sagte. Ich versuchte, meine schleppenden Schritte zu beschleunigen, um Hans-Jürgen nicht unnötig warten zu lassen. Ich hörte seine vertraute Stimme in der Telefonkabine zwischen dem Fernseh- und dem Raucherraum und konnte nur mühsam auf seine Fragen antworten. Kurze Zeit war ich mit meiner früheren Welt verbunden, dann fiel ich wieder zurück in die Gegenwart meines Klinikalltags.

Die Zeit wollte nicht enden und doch erschienen auf dem Display meines Weckers jeden Abend die Ziffern 21:00. Endlich konnten meine beiden Bettnachbarinnen und ich, schon umgezogen für die Nacht, den Gang zur Hüterin unserer Medikamente antreten. Die Nachtschwester war sehr streng: Fünf Minuten vor einundzwanzig Uhr hätte sie uns nichts gegeben.

Nach einigen Wochen und mehrmaliger Umstellung der Medikamente verhalfen mir die Schlaftabletten zu ein paar Stunden Schlaf. Die Nächte verliefen nicht ungestört. In regelmäßigen Abständen sahen Schwestern oder Pfleger nach uns. Ich bekam alles mit: das Geräusch der sich öffnenden Tür, den Lichtstrahl, der vom Flur ins Zimmer fiel, Gespräche mit anderen Patienten. Die Chemikerin, die eine Zeit lang mit mir im Zimmer lag, stöhnte und schrie im Schlaf, sprang mehrmals in der Nacht aus dem Bett, hetzte aus dem Raum und ließ die Tür hinter sich zuknallen, um im Raucherzimmer eine Zigarette zu rauchen. Anschließend kehrte sie genauso geräuschvoll wieder zurück. Aufgrund der Medikamente schnarchten wir fast alle. Trotzdem vergingen auch die Nächte.

Kontakte zu Mitpatienten und Ärzten

Obwohl wir auf der Station auf relativ engem Raum zusammenlebten, waren meine Kontakte zu anderen Menschen auf das Nötigste beschränkt. Es gab Patienten, die Freundschaft schlossen. Ich war dazu nicht fähig, menschliche Nähe war mir unangenehm. Hätte ich die Wahl gehabt, hätte ich mich in meinem Zimmer abgekapselt. Ich sehe mich an einem der Wochenenden, an denen ich nicht nach Hause fuhr, allein im Zimmer. Ich ging stundenlang – wirklich stundenlang – vor meinem Bett auf und ab oder blieb einfach stehen. Ich hörte die geschäftigen Geräusche von draußen – das reichte mir an menschlicher Nähe! Dichtes Schneegestöber und graue Wolken vor den Fenstern schotteten mich vollkommen ab von der „anderen Welt". Eingesponnen in mein Alleinsein hing ich meinen negativen Gedanken nach. Irgendwann im Laufe des Tages kam ein Pfleger, ging durchs Zimmer, sah zum Fenster heraus und sprach mit mir betont beiläufig übers Wetter. Ich antwortete ihm knapp, aber höflich. Ich merkte wohl, dass er nach mir sehen wollte, konnte es aber kaum erwarten, dass er wieder ging. Ich wollte allein sein! Als die anderen abends vom Wochenende zurückkamen, fühlte ich mich gestört.

Aus verschiedenen Gründen habe ich während meines Aufenthaltes in H. mindestens viermal das Zimmer wechseln müssen. Es fiel mir sehr schwer, mich auf die jeweils neuen Bettnachbarinnen einzustellen. Irgendwann gehörten sie dann doch zu meiner Klinikwelt. Selten beteiligte ich mich an ihren Unterhaltungen, erfuhr aber trotzdem einiges über ihre Lebensumstände. Eine Mitbewohnerin zum Beispiel erzählte mir, dass eine Reise in ihre Heimat Helgoland, sie immer wieder von ihren Depressionen befreit habe. Diesmal habe es aber nichts genützt, denn auf der Insel sei ja nichts mehr so wie früher.

Eine andere Mitpatientin erzählte von ihrem verstorbenen Mann, der es stets geschafft habe, sie aus den Depressionen herauszuholen. Kürzlich war er gestorben. So verzweifelt sie sich auch bemühte, sie konnte sich nicht an das Datum seines Todes erinnern. Ihre Tochter sei beruflich oft auf Reisen und könne sich daher nicht genügend um sie kümmern, deshalb sei sie jetzt in der Klinik.

Eines Abends ging es ihr von einem Augenblick zum anderen besser – in der Therapiestunde am Morgen hatte sie noch verzweifelt geweint. Am Nachmittag bestand sie plötzlich darauf, am nächsten Tag nach Hause zu gehen. Ich hielt ihre Genesung damals für ein Wunder. Sie rief mich noch ein paar Mal an, um mir zu erzählen, wie gut es ihr gehe, sie habe sogar schon Gardinen gewaschen. Das konnte ich mir nicht vorstellen, sie war doch genauso krank und hilflos gewesen wie ich. Sie versuchte, mir Mut zu machen, ganz bestimmt würde ich auch bald gesund werden. Aber ich konnte nur Negatives von mir berichten und glaubte ihren Ermutigungen ganz und gar nicht. Auf mich konnte das nicht zutreffen!

Eines Tages plötzlich sah ich sie wieder auf dem Flur hin- und hergehen, als sei sie nie fort gewesen. Sie hatte einen Rückfall! Das verstärkte meine Mutlosigkeit. Sie sah genau so klein und kraftlos aus wie damals, sie trug die gleiche Kleidung und bei mir hatte sich auch nichts geändert. Kaum zu glauben, dass sie tatsächlich zwei Monate weg gewesen sein sollte! Ein paar Mal waren wir Bettnachbarinnen. Aber auch sie wurde oft verlegt. Soweit ich dazu in der Lage war, verband mich mit ihr ein gewisses Zusammengehörigkeitsgefühl. Am Abend vor meinem Abschied aus der Klinik hielt sie lange meine Hand. Ich ließ es geschehen, weil ich glaubte, sie brauche diese Nähe. Ich selbst konnte nichts empfinden. Als ich mich von ihr verabschiedete, dachte ich dennoch, sie im Stich zu lassen.

Ich lernte Angehörige und Freunde meiner Leidensgefährtinnen kennen, stellte ihnen meinen Mann und meinen Sohn vor und beantwortete ihre Fragen, wo und wie ich lebte, welchen Beruf ich habe ... Immer kam es mir so vor, als hätten meine Antworten nichts mehr mit mir zu tun. Ich berichtete aus einem früheren Leben, das für mich unwiederbringlich verloren war.

Bei aller Eingeschränktheit unseres Fühlens und Denkens entwickelte sich unter den Zimmergenossen doch eine Art Gemeinschaftsgefühl. Wir haben uns ein wenig umeinander gesorgt, haben aufeinander aufgepasst, sind zusammen zu den Therapien gegangen und haben im Notfall die Schwestern gerufen. Wir versuchten, Rücksicht aufeinander zu nehmen. Um mir die Wachtherapie zu erleichtern, legten sich auch meine beiden Bettnachbarinnen früh abends schon hin. Und sie murrten nicht, dass sie wach wurden, wenn ich mitten in der Nacht aufstehen musste.

Einer jungen Frau auf unserem Zimmer haben wir zum Geburtstag Geld für Zigaretten geschenkt. Wir wussten, dass sie viel und gern rauchte und es oft an Nachschub mangelte. Sie rannte zigmal am Tag aus dem Zimmer, um zu rauchen. Auf uns machte sie einen fast kindlichen Eindruck, sie wollte zum Beispiel nur bei Licht einschlafen und sprach stets mit piepsiger Stimme. Wir waren sehr erstaunt, als sie von ihren drei Kindern erzählte. Sie weinte sehr oft, fragte uns immer wieder, ob wir ihre Freundinnen seien. Auch ich bejahte ihre Frage, um meine Ruhe zu haben. Sie war mir nicht unsympathisch, aber ich fühlte mich von ihrer anhänglichen und fordernden Art belästigt. Sie verstand es, so lange zu betteln, bis wir ihr unsere Telefonkarten überließen. Oft überredete sie mich, ihren Küchendienst zu übernehmen. Ich hatte keine Kraft, mich dagegen zu wehren. Sie nannte alle Schwestern beim Namen und kannte sich bestens aus in der Klinik, weil sie schon öfter eingewiesen worden war.

Als ich nach einem Wochenende zurückkam, hörte ich, sie wäre „ausgeflippt" und hätte aus nichtigem Anlass ein paar Stühle im Speisezimmer zertrümmert. Sie hätte selbst darum gebeten, auf die Wache gebracht und dort auf dem Bett angeschnallt zu werden, damit sie nicht noch mehr Schaden anrichten könne. Sie schien diesen Zustand schon zu kennen. Noch während meines Aufenthalts wurde sie entlassen, aber bereits ein paar Wochen später begrüßte sie mich wieder auf dem Gang. An welcher Krankheit sie litt, habe ich nicht erfahren.

Bei drei oder vier Spaziergängen, die ich während meines Aufenthaltes in H. mit anderen Patienten unternahm, haben sich meine Begleiter meinem schleppenden Gang angepasst, sind langsam neben mir hergekrochen und stehen geblieben, wenn ich nicht weiter konnte. Es war üblich, dass wir einander gegenseitig besuchten, wenn wir in andere Zimmer verlegt wurden. Aber auch hierbei ergriff ich nie die Initiative, sondern reagierte nur höflich oder ließ mich mitschleppen. Zu freundschaftlicher Kommunikation fehlten mir die Gefühle und es strengte mich furchtbar an, mich auf andere zu konzentrieren. Emotionale wie auch physische Nähe konnte ich kaum aushalten.

Auch zu den Ärzten fasste ich kein Vertrauen. Abgesehen von meinem Zustand lag es wohl aber auch daran, dass während meines Aufenthaltes in H. auf unserer Station innerhalb von fünf Monaten nacheinander vier verschiedene Stationsärzte im Einsatz waren. Mit einem von ihnen, der zusätzlich zu seiner eigenen Station im Hause bei uns ein paar Wochen Vertretung machte, hätte ich vielleicht etwas Zutrauen entwickeln können, er wirkte sehr kompetent und schien sich auch für mich zu interessieren. Er versicherte mir, dass meine Depression vorübergehen würde. Natürlich glaubte ich auch ihm nicht. Später traf ich ihn noch einmal am Aufzug, als Moritz mich zum Wochenende abholte. Ich wollte ihm meinen Sohn vorstellen, von dem ich ihm ja erzählt hatte. Ablehnend antwortete er: „Ich bin ja nicht mehr zuständig für Sie." In diesem Moment fühlte ich mich unbedeutender als je zuvor.

Die Visiten fanden immer montags statt. Dass wir oft stundenlang warten mussten, bis unser Zimmer an der Reihe war, setzte mir sehr zu. Ich wusste nicht, wie ich die Zeit überbrücken sollte. Aufs Bett legen durften wir uns nicht, auf dem Gang hin und her gehen wollte ich nicht. Das Team hätte mich ja sehen können. Also ging ich vor meinem Bett auf und ab, öffnete hin und wieder die Tür einen Spalt und spähte auf den Flur, ob sie nicht endlich kämen.

Stets hatte ich das Gefühl, irgendetwas falsch gemacht zu haben. Ich hatte Angst, dass ich wieder nicht wusste, was ich sagen sollte, Angst, mich falsch verhalten zu haben, Angst, dass ich auf eine andere Station verlegt werden könnte, Angst vor der neuen Diagnose, Angst, Angst, Angst ...

Bei einer Visite sollte ich einschätzen, wo ich auf einer gedachten Skala von eins (sehr schlecht) bis zehn (sehr gut) mein Befinden einordnen würde. Vollkommen überfordert antwortete ich: „Ich weiß nicht, vielleicht zwei oder drei, nein, ich weiß nicht." Sie nahmen es schweigend zur Kenntnis. Ich hatte das Gefühl, meine Antwort sei falsch gewesen, vielleicht hatte ich die Frage auch gar nicht verstanden. Es ging mir doch so schlecht, dass es sich in Zahlen nicht ausdrücken ließ!

Einmal war ich von Medikamenten wohl so benebelt, dass es mir schwer fiel, dem Blick des Chefarztes standzuhalten, so sehr ich mich auch bemühte. Ich hörte den Oberarzt höhnen: „Sie kann ja nicht einmal geradeaus sehen." Wieder dachte ich sofort, das sei meine Schuld. Meine Medikamente wurden sofort umgestellt. Danach ging es mir zumindest in diesem Punkt etwas besser.

Ich habe mir die Namen der Schwestern und Pfleger in der langen Zeit in H. nicht merken können. Am Anfang waren sie nett und besorgt. Als sie aber keinen Fortschritt bei mir feststellen konnten, ich sie wahrscheinlich mit meinem ständigen „Ich kann nicht" und „Ich habe Angst" und meiner Fixierung auf meinen vom Platzen bedrohten Darm gehörig nervte, verloren sie wohl etwas die Geduld mit mir. Ich empfand sie jedenfalls als immer weniger freundlich. Ständig fühlte ich mich von ihnen beobachtet und immer hatte ich Angst, mich ihnen gegenüber falsch zu verhalten. Nur einer der Zivildienstleistenden war mir wirklich sympathisch, er war im Alter meines Sohnes.

Wochenendbesuche zu Hause

Es gehörte mit zum Therapiekonzept, dass die Patienten, die dazu in der Lage waren, die Wochenenden zu Hause verbringen sollten. Ziel war es, soziale Kontakte aufrechtzuerhalten, eine Entfremdung mit der Familie zu verhindern und das Gefühl des Abgeschobenseins wenigstens zu mildern. In den ersten vier Wochen musste ich in der Klinik bleiben, danach holten Hans-Jürgen oder Moritz mich fast immer am Samstag ab. Vor jedem Wochenende, das ich zu Hause verbrachte, machte ich mir große Sorgen. Ich fürchtete, dass der Darmdurchbruch, den ich ganz sicher erwartete, ausgerechnet am Samstag oder Sonntag passieren würde. Mich quälte ein schlechtes Gewissen, weil ich Hans-Jürgen und Moritz dieses schreckliche Ereignis nicht würde ersparen können. Auch wusste ich nicht, wie ich die lange Fahrt überstehen sollte und wie ich es schaffen sollte, zwei Tage und eine Nacht außerhalb der Klinik zu verbringen. Und außerdem fürchtete ich, Hans-Jürgen nicht rechtzeitig zu erreichen, um mit ihm zu besprechen, wann er mich abholen sollte. Er wusste ja, dass ich am Wochenende „Ausgang" hatte und auch die Uhrzeit war nicht unklar, nämlich morgens ab zehn. Trotzdem bezweifelte ich, dass er auch ohne meinen Anruf kommen würde.

Am Freitag vor der ersten Heimfahrt dachte ich zwar, dass ich meine Reisetasche packen müsse. Ich stand aber stundenlang vor meinem Schrank und konnte mich nicht entschließen, welche Sachen ich mitnehmen sollte. Meine Zimmernachbarinnen hatten Besuch und ich merkte, dass sie mich beobachteten. Ich ging vor dem Schrank auf und ab, blieb stehen, ging wieder aus dem Zimmer und fing wieder von vorn an. Ich versuchte verzweifelt, meine Absicht, etwas aus dem Schrank herauszunehmen und in meine Tasche zu legen, in die Tat umzusetzen – ohne Erfolg. Es ging mir jedes Wochenende so. Oft bin ich mit einer leeren Tasche nach Hause gefahren, nur um den Eindruck zu erwecken, ich nähme etwas mit.

Mein Mann und mein Sohn erreichten die Klinik selten um Punkt zehn Uhr, weil auf der Strecke immer starker Verkehr herrschte. Obwohl ich Angst vor dem Abenteuer „Wochenende" hatte, konnte ich ihre Ankunft kaum erwarten. Ich lief ständig aus dem Zimmer auf den Flur, sah zur Tür, befragte die Schwestern, ob auf der Autobahn etwas passiert sei … Wenn Hans-Jürgen oder Moritz dann endlich da war, fiel es mir wiederum schwer, mein Zimmer zu verlassen.

Während der Fahrt fragte mich Hans-Jürgen oft: „Freust du dich?" Ich war nicht imstande, mich zu freuen. Verzweifelt dachte ich: Du musst dich doch freuen, du fährst nach Hause! Ich wollte ihn nicht enttäuschen, also antwortete ich „ja" und wusste doch, dass er mir die „Lüge" anmerkte. Ich glaube, er hoffte verzweifelt, die Freude in mir doch noch wecken zu können, wenn er mich nur oft genug an das erinnerte, was ich doch eigentlich hätte empfinden müssen. Aber zu dieser Zeit gab es nichts, was mich erfreuen konnte. Obwohl ich noch eine Vorstellung davon hatte, was Freude bedeutet, in meiner Seele war der Begriff gelöscht.

Meist erreichten wir gegen zwölf Uhr einen Supermarkt in einem Nachbarort von Lindlar. Dort waren wir nicht so bekannt wie in unserem Dorf, sodass ich nicht unbedingt damit rechnen musste, Bekannte zu treffen. Das wäre mir entsetzlich unangenehm gewesen. Niemand sollte mich so, wie ich jetzt war, sehen! Hans-Jürgen versuchte anfangs, mich zu bewegen, selbst etwas einzukaufen. Wenn er vorschlug: „Geh du schon mal das Brot kaufen, während ich nach dem Gemüse sehe", überkam mich Panik. Ich konnte ihn nicht loslassen, ich klammerte mich an ihn. Ich wollte auch nicht allein im Auto sitzen bleiben. Also gingen wir zusammen. War Hans-Jürgen hinter einem Regal verschwunden, befürchtete ich, ihn nie wieder zu sehen und den Weg nach Hause nicht finden zu können. Die Frage, was wir einkaufen sollten, konnte ich kaum beantworten. Es war mir egal und entsetzlich lästig – ich brauchte nichts. Ich antwortete irgendetwas, um ihn nicht noch mehr zu frustrieren.

Je näher wir unserem Dorf kamen, desto tiefer rutschte ich in meinen Sitz, um mich so unsichtbar wie möglich zu machen. Einer Nachbarin, die mich einmal begrüßen wollte, als ich gerade aus dem Wagen stieg, sagte ich panisch: „Ich bin am liebsten allein!" Sie zog sich zurück und ich merkte, dass sie sehr betroffen war. Ich empfand mich als sehr unhöflich, aber ich konnte mich auf kein Gespräch einlassen.

Unser Hund begrüßte mich schwanzwedelnd. Auch er war mir lästig. Wenn wir ankamen, musste Hans-Jürgen oft sofort mit ihm Gassi gehen. Ich blieb im Haus hinter der Eingangstür stehen und wartete. Der Spaziergang dauerte nur wenige Minuten, dennoch plagte mich große Angst, dass sie nicht wiederkommen könnten. Erst nach ihrer Rückkehr konnte ich die vier Schritte bis in die Küche wagen, um meine Medikamentenschachtel mit der Wochenendration in den Schrank zu stellen. Dann schleppte ich mich mühsam zuerst die Wendeltreppe in den ersten Stock, dann die Stiege ins Schlafzimmer hinauf, um mich umzuziehen. Ich griff wahllos nach irgendeinem alten Jogging-Anzug, kletterte die Stiege rückwärts hinunter (weil sie so steil ist), schlich ins Wohnzimmer und verkroch mich aufs Sofa.

Ich wusste, dass ich zu Hause war, aber ich fühlte mich nicht heimisch. Ich konnte mein gewohntes Leben nicht aufnehmen, hier wurde mir das noch deutlicher als in der Klinik. Die Dinge standen an ihrem üblichen Platz, aber sie bedeuteten mir nichts. Die Umstellung von der Klinik auf zu Hause fiel mir schwer. Die Treppen erschienen mir zu steil, die Raumdecken zu niedrig, das Bett zu hoch.

Anders als in der Klinik konnte ich hier nicht in einem Raum allein sein. Hans-Jürgen sollte möglichst immer neben mir sitzen. Trotzdem wich meine Angst nicht. Wenn er vor Erschöpfung auf dem Sofa neben mir einschlief, hatte ich wider besseres Wissen das Gefühl, er sei weg. Oft habe ich ihn geweckt, obwohl ich wusste, dass er seinen Schlaf brauchte. Um mich zu beruhigen, hielt er stundenlang meine Hand. Ich habe ihm geglaubt, wenn er sagte: „Ich liebe dich." Trotz meiner eingefrorenen Gefühle und meines eingeengten Denkens wusste ich, dass es stimmte, obwohl ich mich alles andere als liebenswert empfand. Aber zwischen uns war in fast vierzigjährigem Zusammenleben ein großes Vertrauen gewachsen und ich habe nie daran gezweifelt, dass ich mich auf ihn verlassen konnte.

Die Vorstellung, ohne meinen Mann zu Hause bleiben zu müssen, löste Panik in mir aus. Ich glaube, es ist nur einmal vorgekommen, dass Hans-Jürgen während meiner Wochenendaufenthalte etwas vorhatte. Er wollte ein Konzert eines befreundeten Sängers besuchen. Drei Stunden wäre er vielleicht weg gewesen, Moritz wäre bei mir geblieben. Trotzdem flehte ich ihn an, nicht zu gehen. Ich konnte es nicht fassen, dass er mich allein lassen wollte. Wie konnte er an einen Konzertbesuch denken! Musik – das war doch in einem anderen Leben! Er blieb zu Hause.

Zuerst glaubte Hans-Jürgen wohl noch, wenn es mir gelingen würde, irgendwelche einfachen, mir früher vertrauten Tätigkeiten auszuführen, würde ich langsam wieder Selbstbewusstsein entwickeln und leichter in den Alltag zurück finden. Leider war es nicht so. Ich konnte nicht mehr wollen, mich zu nichts aufraffen. Mit Mühe und Not räumte ich manchmal am

Wochenende die Spülmaschine aus oder legte Socken zusammen, aber nur, weil Hans-Jürgen mich dazu anhielt. Am Anfang versuchte er, mich dazu zu bewegen, zum Beispiel den Salat fürs Mittagessen zu putzen. Das kostete mich eine ungeheure Überwindung. Ich fragte bei jedem Salatblatt, ob ich es auch richtig gewaschen hätte. Wenn er mich um eine Tasse Nescafé bat, grübelte ich, wie viel Löffel Kaffeepulver ich nehmen sollte. Dabei jammerte ich verzweifelt: „Ich kann nicht, ich kann nicht, ich hab Angst, ich will auf meinen Platz."

Mein Platz: das war das Sofa im Wohnzimmer. Dort saß ich stundenlang zusammengekauert und mit versteinertem Gesicht. Wenn ich durchs Fenster blickte, sah ich meine Nachbarn: Sie unterhielten sich, lachten, fuhren einkaufen und mähten den Rasen – als wäre nichts geschehen. Das Fenster ließ mich in eine andere Welt blicken. Ich kam darin nicht mehr vor.

Wenn ich nicht auf dem Sofa hockte, lief ich unruhig im Haus auf und ab. An den ersten Wochenenden allerdings versuchte Hans-Jürgen noch, mit mir spazieren zu gehen, um mir Bewegung an der Luft zu verschaffen. Seine gute Absicht brachte mich erst einmal in Entscheidungsnöte. Es dauerte ewig, bis ich mich bereit erklärte, mitzugehen. Draußen fühlte ich mich wie gelähmt. Ich ließ mich von ihm ziehen, blieb stehen, jammerte: „Ich kann nicht, ich will zurück, ich will niemanden treffen, ich hab Angst." Er bemühte sich, mich zu beruhigen. Doch es gelang ihm nicht. Nach spätestens fünf Minuten gingen wir zurück.

Hans-Jürgen gab sich große Mühe mit dem Kochen. Bei den Mahlzeiten führten wir ständig den gleichen, sich endlos wiederholenden Dialog: „Iss doch etwas!" – „Ich kann nicht." – „Du kannst!" – so lange, bis ich tatsächlich ein paar Bissen aß. Obwohl ich nie Appetit hatte, bestand ich absurderweise darauf, dass die Essenszeiten genau eingehalten wurden (zeitgleich mit denen der Klinik), damit ich die Medikamente pünktlich nehmen konnte. Ich glaubte nicht, dass sie etwas Positives bewirkten, und hatte doch Angst, sie nicht oder etwas verspätet zu nehmen. Und, wenngleich ich dachte, dass alles keinen Zweck mehr hätte, ich meine Depression niemals mehr los und mein Darm sowieso bald platzte würde, wollte ich die Medikamente nicht auf nüchternen Magen nehmen!

An einem Wochenende kurz vor der Rückfahrt nach H. durchsuchte Hans-Jürgen die Kleiderschränke nach Garderobe für mich. „Du hast doch so viel anzuziehen, es muss doch etwas zu finden sein!" Das stimmte, es war genug da, aber mir passte nichts mehr. Meine Kleidung schlotterte um meinen Körper. Nur mühsam konnte ich mit einem eng geschnallten Gürtel meine Jeans festhalten. Mein Gewicht war in kurzer Zeit von siebenundachtzig auf sechzig Kilo gefallen. Mir waren nicht nur Hosen, Röcke und Blusen zu groß – auch meine Haut passte mir nicht mehr.

Am nächsten Samstag fuhren wir in ein Kaufhaus, um mir etwas Passendes zu besorgen. Ich war völlig unbeteiligt und zu keiner Kooperation fähig. Es war ein schwieriges Unterfangen, denn ich kannte ja meine neue, wesentlich kleinere

Größe nicht. Hans-Jürgen und Moritz hatten mich gemeinsam abgeholt. Sie stellten mich in der Anprobekabine ab und suchten nach Kleidungsstücken für mich. Natürlich hatte ich auch hier wieder Angst, allein zurückgelassen zu werden. Lange auswählen konnten die beiden deshalb nicht. Die Sachen anzuprobieren, kostete mich eine ungeheure Überwindung. Ein altes verbittertes und zerknittertes Weib blickte mir aus dem Kaufhausspiegel entgegen. Ich registrierte: blass, dürr, verkniffener Gesichtsausdruck, hängende Schultern ... Mein Mann ist mit dieser schrecklichen Frau, die ich jetzt bin, geschlagen, dachte ich dumpf. Ich hatte früher einmal gelesen, dass man seine Stimmung allein dadurch bessern könne, dass man den Mund willentlich wie zum Lachen verzieht. Das fiel mir jetzt ein. Ich habe es verzweifelt versucht, aber auch meine Mimik war wie gelähmt. Ich konnte nicht einmal so tun, als würde ich lachen! Wir nahmen, was ungefähr passte, Farbe und Schnitt waren vollkommen unwichtig. In der Klinik hängte ich die neuen Sachen in den Schrank – und trug weiter die alten.

Ich dachte, dass mein Zustand auch für Moritz schrecklich sein müsste. Auf den Fahrten zwischen Klinik und zu Hause bemühte ich mich krampfhaft, mich mit ihm zu unterhalten, mich zum Beispiel nach seiner Lehre zu erkundigen. In seiner Nähe versuchte ich, mich zusammenzunehmen. Es war mir peinlich, so zu sein, wie ich war. Ich war doch immer noch seine Mutter! Es waren klägliche Versuche. Zu Hause übergab er mich Hans-Jürgen und verzog sich rasch in sein Zimmer, saß am Computer oder lernte für seine Ausbildung.

Vor Hans-Jürgen konnte ich mich überhaupt nicht beherrschen. Ich habe mich an ihn geklammert. Ohne ihn war ich hilflos. Alles, was ich früher selbst geregelt hatte, musste er nun für mich tun. Ich war zum Beispiel mindestens vier Monate nicht mehr beim Friseur gewesen, meine Haare mussten dringend geschnitten werden. Mir war das nicht aufgefallen und es wäre mir auch egal gewesen. Hans-Jürgen fragte mich gar nicht erst, sondern besorgte einen Termin. Auf der Heimfahrt am Wochenende hielt er einfach an vor dem Friseurladen. Ich fühlte mich überrumpelt, ließ dann aber den Haarschnitt stumm über mich ergehen.

Es muss schrecklich gewesen sein für Hans-Jürgen und auch für Moritz, mich so mutlos und verändert erleben zu müssen. Ihr Durchhaltevermögen wurde auf eine sehr, sehr harte Probe gestellt. Ich glaube, sie fühlten sich auch sehr allein und überfordert. Sie hatten den Beruf, den Haushalt, die Tiere, die Fahrten zur Klinik. Auch am Wochenende konnten sie sich nicht entspannen, sondern mussten mich betreuen. Es muss furchtbar schwer gewesen sein, mich nicht von meinen Ängsten befreien, nicht einen Funken Hoffnung in mir entfachen zu können und dabei selbst nicht den Mut zu verlieren.

Hans-Jürgen versicherte mir immer wieder: „Du wirst wieder gesund." Alle Ärzte, bei denen er sich erkundigt hätte, hätten ihm das bestätigt. Ich konnte es nicht glauben. Ein einziges Mal wurde Hans-Jürgen „schwach", als ich wie ein Stock im Bett neben ihm lag und er mir nahe sein wollte. Ich konnte es nicht fassen, dass er mich trotz meines elenden Zustandes und meines scheußlichen Aussehens noch für begehrenswert hielt. Er sagte, er fühle sich so allein ohne mich. Wie sollte ich ihn trösten? Stumm nahm ich es zur Kenntnis und dachte: „Wenn Du wüsstest, dass alles noch viel schlimmer wird, dass ich nie mehr gesund werde." Ich war dabei nicht traurig oder unglücklich, ich war wie versteinert.

Abends versuchte Hans-Jürgen fernzusehen. Ich konnte mich nicht darauf konzentrieren und das Programm interessierte mich auch nicht. Er konnte tatsächlich über irgendeine blöde Komik-Sendung lachen! Das war mir unbegreiflich. Gegen neun Uhr abends verkroch ich mich ins Bett. Dank der Schlaftabletten, die ich jetzt immer nahm, schlief ich ein paar Stunden. Ab zwei, drei Uhr nachts lag ich wach und hing meinen dunklen Gedanken nach. Am Sonntagmorgen, kurz vor sieben weckte ich Hans-Jürgen, der sicher gerne noch ein Weilchen geschlafen hätte. Damit ich meine Medikamente „termingerecht" einnehmen konnte, sollte er sich beeilen, das Frühstück zuzubereiten. Später verzog ich mich wieder aufs Sofa. Nach dem Mittagessen spätestens zauderte, zögerte und klagte ich mein übliches „Ich kann nicht". Ich fühlte mich verpflichtet, wenigstens am Wochenende zu Hause zu duschen, da ich mich in der Woche in H. nicht dazu überwinden konnte. Tatsächlich gelang es mir dann – manchmal nach Stunden – allein zu duschen, die Haare zu waschen und zu föhnen. Sonntags war ich noch unruhiger als Samstags, weil ich schon wieder an die Rückfahrt dachte. Gegen fünf Uhr nachmittags drängte ich zum Aufbruch, weil ich Angst hatte, zu spät nach H. zu kommen. Man musste bis acht Uhr abends zurück sein. Obwohl ich gar nicht zurück wollte, hatte ich Angst, nicht mehr eingelassen zu werden!

Meist waren wir dann viel zu früh dort. Die Rückfahrt verlief recht gesprächsarm. Auf dem Weg vom Parkplatz zum Haus jammerte ich: „Ich will nicht zurück", ließ mich aber doch auf meiner Station abliefern. Auf dem Zimmer stellte ich meine Tasche ab, legte mein Nackenkissen, das ich immer hin- und hertrug und merkwürdigerweise nie vergessen habe, auf das Bett und begrüßte meine Zimmergefährtinnen. Dann brachte ich Hans-Jürgen oder Moritz zum Fahrstuhl, sah sie in die andere Welt entschwinden und fragte mich angstvoll: „Werde ich sie jemals wiedersehen?"

Therapien in H.
Von mir aus hätte ich an keiner Beschäftigungstherapie teilgenommen. Vielleicht hätte ich einen Wunsch äußern können, aber ich hatte keinen. So legten die Ärzte fest, welche Therapien sie für gut befanden, und ich bekam einen Therapieplan, nach dem ich mich zu richten hatte. Die Schwestern achteten bei mir wie bei allen anderen darauf, dass wir uns nicht drückten. Zu viert oder fünft gingen wir zu den einzelnen Therapien. Patienten aus anderen Stationen kamen dazu, sodass wir meist um die zehn Teilnehmer waren. In den Therapieräumen lagen Anwesenheitslisten, in die wir uns eintragen mussten.

Keine der Therapien hat mir eine fühlbare Erleichterung gebracht. Keine Minute kam ich aus meinem Trübsinn heraus.

Im Gegenteil: Es belastete mich sehr, festzustellen, was ich nicht mehr konnte. Die Angst, etwas falsch zu machen, wich auch hier nicht von mir. Mir fehlte jeglicher Antrieb, von mir aus etwas zu tun. Die Therapien sollten wohl noch vorhandene Fähigkeiten aufrechterhalten und verborgene oder verschüttete Talente wieder aktivieren. Tatsächlich bin ich heute noch erstaunt, zu welchen Leistungen ich durch die strukturierten Tagesabläufe und unter dem Druck der Regeln fähig war.

Nach einigen vergeblichen Versuchen, eine Einzeltherapie mit mir durchzuführen, gaben die Ärzte auf, sie ließen mich in Ruhe. Ich habe diese Gespräche als Bedrohung empfunden, die Räume waren mir zu eng, der Arzt zu nahe, der Blickkontakt bedrohlich. Ich konnte mich nicht konzentrieren. Wenn ich gefragt wurde, konnte ich nur mühsam antworten. Ich war nicht fähig auszusprechen, was ich dachte.

Bei der Gruppentherapie erging es mir ähnlich, auch sie empfand ich als furchtbar bedrückend – schon den Weg dorthin. Er führte durch einen abschüssigen Gang. Durch die Fensterfront sah ich zur Straße und zum Parkplatz hin. Besucher, Patienten, Wartende an der Bushaltestelle, ja selbst die Vögel in den Grünanlagen kamen mir unwirklich vor. Das war eine andere Welt – weit weg von der in der Klinik. Wie war es möglich, dass die Menschen da draußen sich ganz normal bewegten, sich unterhielten und lachten? Meine Augen sahen alles, meine Seele nicht. Ich schlich als Schatten meines früheren Ichs durch den Gang und sah wie durch eine gläserne Mauer in die wirkliche, in die normale Welt.

Die Therapieräume lagen im Keller. Wir mussten immer eine Zeit lang auf dem Flur davor warten, bis die Ärzte kamen. Meine Angst steigerte sich von Minute zu Minute. Die Einrichtung des Raumes bestand nur aus Stühlen und ein paar Bildern an den Wänden. Durch einen Schacht fiel etwas Licht durch das Kellerfenster. Etwa zehn Patienten und zwei Therapeuten saßen im Kreis und schwiegen. Niemals ergriffen die Therapeuten zuerst das Wort. Sie warteten, bis endlich einer von uns sprach. Dieses Warten kam mir endlos vor. Wie sollte ich nur still sitzen? Zwar hatte man mir anfangs gesagt, ich könne aufstehen und hinausgehen, wenn es mir zu viel würde. Aber auch dazu war ich nicht fähig. Ich glaubte, die Situation aushalten zu müssen. Es kam mir so vor, als ob alle erwarteten, dass ich etwas sagen würde. Ich, die ich mich früher an jeder Diskussion beteiligen konnte, saß stumm und verkrampft da und hoffte, unsichtbar zu sein. In den seltenen Fällen, in denen ich mich zu Wort meldete, war der Gedanke, den ich aussprechen wollte, plötzlich wie weggeblasen. Zum Beispiel wurde ich gefragt, was ich mir wünschte. Ich antwortete: „Ich möchte wieder so sein wie früher." Die Frage: „Wie waren Sie denn früher?", konnte ich nicht beantworten. Glücklicherweise drang niemand weiter in mich. Das war im Allgemeinen anders. Wenn endlich jemand etwas sagte, musste er damit rechnen, für den Rest der Sitzung in die Mangel genommen zu werden, falls sich kein anderer Patient zu Wort meldete. In etwa lief es so ab, dass jemand sagte: „Ich habe

Angst." Daraufhin prasselten die Fragen der Psychologen auf ihn ein: „Wovor haben Sie Angst? Warum haben Sie davor Angst? Was könnte schlimmstenfalls passieren? Ist es schon einmal passiert? Was könnten Sie dagegen tun?" usw.

In der Gruppentherapie waren wir gezwungen, uns die schrecklichsten Geschichten anzuhören. So erzählte eine Frau von ihrem Lebensgefährten, der sich, nachdem er sein Geschäft ruiniert hatte, erhängte. Sie hatte ihn gefunden. Ein junges Mädchen schwor, die Stimme ihrer leiblichen Mutter zu hören, die sie nicht kannte. Sie war adoptiert worden. Sie rief immer wieder: „Meine Mutter liebt mich, Jesus liebt mich, ich weiß das, ich höre sie." Sie hatte sich einer Sekte angeschlossen und Drogen genommen und große psychische Schäden davongetragen. Ein junger Mann, stark wie ein Baum, weinte bitterlich. Er war ein paar Mal ausgerastet und hatte seine Lebensgefährtin krankenhausreif geprügelt. Daraufhin hatte sie sich von ihm getrennt und wollte ihn auch von seinem Kind fernhalten. Bei einem Wochenendausgang hatte er sie trotzdem aufgesucht und wieder tätlich angegriffen. Danach war er zutiefst unglücklich über seine Gewaltausbrüche und wollte nicht mehr leben. Er wurde auf eine geschlossene Station verlegt.

Als unwirklich empfand ich, dass die Chemikerin von den Therapeuten mit Frau Doktor Müller tituliert wurde. Hatte bei all unserem Elend denn ein akademischer Titel noch Bedeutung? Sie ergriff häufig das Wort, sprach aber nicht von ihrer Krankheit direkt – sie litt unter Schizophrenie und Depressionen. Aber sie schilderte uns, wie sie versuchte, damit fertig zu werden. Seit sich ihr Mann von ihr getrennt hatte, lebte sie allein. Nachdem es ihr besser ging, durfte sie am Wochenende in ihre Wohnung. Freunde kümmerten sich dann um sie. Sie erzählte, dass sie Wäsche wusch und fast ununterbrochen Handarbeiten machte. Zu etwas anderem konnte sie sich nicht aufraffen. Auch in der Klinik häkelte sie Mengen von Topflappen, die sie bei ihrer Entlassung an Ärzte, Schwestern und Mitpatienten verschenkte. Ich bekam auch zwei. Ich konnte mir nicht vorstellen, sie jemals zu gebrauchen, denn ich würde nie mehr kochen können! Inzwischen habe ich sie oft benutzt und dabei jedes Mal an meine Leidensgefährtin gedacht.

In der Klinik in H. und auch später in der Tagesklinik in Porz habe ich es als sehr beängstigend und bedrückend empfunden, Kranken mit den verschiedensten psychischen Störungen zu begegnen. Auf unserer Station waren neben Depressiven auch Borderline-Patienten, Schizophrene, vollkommen verwirrte alte Menschen, Alkoholiker und Drogenabhängige untergebracht. Außerdem erinnere ich mich an einen jungen Mann, der seine Umgebung nicht wahrnahm und die Hand immer wieder zum Mund führte, als würde er trinken. Heute tun mir all diese Menschen leid und ich habe Verständnis für sie. Damals hatte ich Angst vor ihnen und ihr Anblick hat mich, falls das überhaupt möglich war, noch depressiver gestimmt. Wahrscheinlich haben sie mich als ebenso merkwürdig empfunden wie ich sie.

Die Kunst- und Beschäftigungstherapie fand in vier verschiedenen Räumen im Souterrain der Klinik statt. Zwei große Ateliers boten viele Möglichkeiten der Beschäftigung: Wir konnten Ton formen oder Gegenstände aus Speckstein modellieren, Holz und Metall bearbeiten und Körbe flechten. In den gegenüberliegenden, etwas kleineren beiden Räumen konnte man mit den unterschiedlichsten Textilien werken. Hier wurden Seidenblumengestecke arrangiert, Stoffbeutel bemalt, Teddybären genäht und ausgestopft. Daneben gab es andere Räume, in denen Farben, Ton und andere Materialien aufbewahrt wurden. Hier stand auch der Brennofen. Normalerweise hätte es mir Spaß gemacht, in dieser Vielfalt des Angebots zu schwelgen.

Nach langem Zögern fing ich mit dem Bearbeiten von Speckstein an. Wochenlang habe ich an einem kleinen Werkstück herumgefeilt, mich an ihm festgehalten. Ich hatte keine Idee, was ich aus diesem Stein machen könnte. Später habe ich ihn Schmusestein genannt, weil er glatt und gut in der Hand lag. Die anderen schufen wahre Kunstwerke, aber ich, die ich doch in meinem früheren Leben auch geschickt gewesen war in solchen Dingen, brachte fast nichts zustande. Es fiel mir schwer, still zu sitzen und mich zu konzentrieren. Zwar hatten mir die Therapeuten angeboten, aufzustehen und herumzugehen, wenn ich zu unruhig würde, aber ich traute mich nicht. Ich beschäftigte mich so lange wie möglich mit einem Werkstück, weil ich wusste, dass ich mich nicht entscheiden können würde, was ich als Nächstes machen sollte. Ich band mir immer sofort eine der Arbeitsschürzen um, die für uns bereit hingen.

Ich hatte Angst, mich schmutzig zu machen, denn ich war fest davon überzeugt, außer meiner Jeanskombination nichts anzuziehen zu haben. Selbst wenn mir eine Arbeit gerade erklärt worden war, vergaß ich die Anweisungen sofort wieder. Nach einiger Zeit traute ich mich kaum noch zu fragen, weil ich merkte, dass ich den Therapeuten auf die Nerven ging.

Tonarbeiten habe ich früher in der Schule sehr gern gemacht. Ich ließ mich von der Kunsttherapeutin überreden, es jetzt damit zu versuchen. Ich begann mit einer einfachen, runden Vase. Der Tonklumpen war nass, musste geknetet und kräftig auf dem Tisch oder dem Fußboden geschlagen werden, um geschmeidig zu werden. Mir war das furchtbar lästig und anstrengend. Mit der flachen Hand rollte ich Tonrollen auf dem Tisch und baute sie dann auf einem vorher flach ausgerollten und rund ausgeschnittenen Tonboden übereinander zur Vasenwand auf. Die Rollen mussten miteinander verbunden werden, damit die Vase später wasserdicht wurde. Dazu sollte ich mit einem Holzstäbchen von Rolle zu Rolle senkrechte Verbindungsrillen kratzen. Ich glaube, ich fragte nach jeder Rille erneut, was ich jetzt machen sollte. Ich wundere mich, dass ich mich heute an die einzelnen Arbeitsschritte erinnern kann. Obwohl ich sie damals sofort vergaß, hat mein Gehirn sie langfristig gespeichert!

Später musste ich die Wände der Vase innen und außen mit nassen Händen glätten. Ich brauchte mehrere Tage dafür. Bis zur jeweils nächsten Therapiestunde musste ich mein Werkstück in nasse Tücher wickeln und in einem Materialraum lagern. Mit dem Einwickeln und Aufräumen begann ich möglichst früh, vielleicht eine halbe Stunde vor Therapieende. Ich hatte Angst, nicht rechtzeitig fertig zu werden und dann allein durch den Keller auf die Station gehen zu müssen. Auch fürchtete ich, wenn ich die Letzte wäre, eingeschlossen zu werden. Meine grünglasierte Vase wurde tatsächlich gebrannt. Auf das Ergebnis musste ich ein paar Tage warten, da die Tonarbeiten gesammelt wurden, bis der Brennofen voll war. In dieser Zeit plagte mich die Vorstellung, dass meine Vase, da ich sie auf jeden Fall falsch bearbeitet hätte, im Ofen platzen würde und andere, wertvollere Stücke zerstören würde. Das geschah nicht, aus meinem Tonklumpen war tatsächlich eine Vase entstanden. Ich hätte die Materialkosten bezahlen und sie mit nach Hause nehmen können. Das wollte ich aber nicht. Sie kam mir krumm und hässlich vor. Ob sie wasserdicht war, habe ich gar nicht erst ausprobiert. Ich ließ sie unbeachtet im Regal stehen.

Es muss im Frühjahr 1999 gewesen sein, denn einige Patienten hatten bereits schöne, gleichmäßige Osterkörbchen geflochten, als ich von einer Therapeutin zu den Korbflechtern gesetzt wurde. Von mir aus konnte ich mich für keine der vielen Möglichkeiten entscheiden. An die einzelnen Arbeitsschritte der Korbherstellung kann ich mich nicht erinnern. Ich habe sie auch nie allein vollziehen können. Schier unüberwindliche Schwierigkeiten bereitete es mir, eine neue Rute so in das Geflecht einzusetzen, dass man es nicht sah. Es war mehr Feinarbeit und Konzentration erforderlich als bei den anderen Tätigkeiten. Jedes Mal grübelte ich: Wie war das denn um Himmels willen? Eben hat mir das doch mein Tischnachbar gezeigt, schon habe ich es wieder vergessen. Ich kann doch nicht schon wieder fragen. Aber meine Angst vor dem völligen Versagen war noch größer als die Angst vor dem Fragen. Also fragte ich zum x-ten Mal. Ich habe keinen einzigen Korb zu Ende gebracht. Wenn ich mich so mit meinem elenden Geflecht abmühte und all die anderen Patienten um mich herum sah, fühlte ich mich wie in einer Strafanstalt.

Beim textilen Gestalten wurden wir von einer Ordenschwester betreut. Sie ging streng, aber verständnisvoll mit uns um. Sie hatte wohl großes Mitleid mit mir und ließ mich zum Beispiel vorgedruckte Papier-Ostereier mit der Nagelschere ausschneiden. Unter großen Mühen gelang es mir. Die Schwester versicherte mir, sie könnte die Motive noch für eine Aktion in der Kirche gebrauchen. Ostern war bereits vorbei, deshalb glaubte ich, dass sie mich mit einer Lüge motivieren wollte. Später ließ sie mich einige Stoff-Einkaufsbeutel für sich und ihre Mitschwestern bemalen. Das Stofftaschenbemalen gelang mir einigermaßen, man musste das Motiv nur durchpausen und dann mit Stoff-Farbe bunt ausmalen. Leider war eine Tasche trotz meiner Langsamkeit schnell fertig und für den Rest der Zeit, die für diese Therapie angesetzt war, dehnte ich das Taschebügeln und Pinselreinigen endlos aus, um nur nichts Neues anfangen zu müssen. Ich wollte immer unbedingt beschäftigt wirken! Die Taschen konnte ich als einigermaßen gelungen akzeptieren, sie gefallen mir auch heute noch. Dennoch wertete ich mein Werk sofort wieder ab: Die stilisierten

Äpfel und Birnen hatte ich ja nicht selbst entworfen, sondern nur durchgepaust.

Die gleiche Nonne bot freitagnachmittags Chorsingen an. Die Teilnahme war freiwillig, aber ich fühlte mich verpflichtet, mitzumachen. Eine Zimmernachbarin begleitete mich. Wir saßen im Kreis, ungefähr zwanzig elende, verwirrte, unglückliche Menschen von verschiedenen Stationen. Wir sangen tatsächlich alte deutsche Volkslieder vom Blatt. Manche weinten, manche schrien, die Übrigen sangen weiter. Das versetzte mich in eine noch furchtbarere Stimmung. Trotzdem sang ich mit, teilweise erinnerte ich mich sogar an den Text. Gekrönt wurde jede Liederstunde von einem Kanon. Selbst das war möglich! Sinnigerweise haben wir sehr oft mit „Froh zu sein, bedarf es wenig" die Singstunde beendet. Es muss schauerlich geklungen haben.

Eines Tages verordnete die Oberärztin mir Musik- und Tanztherapie. Damals bewegte ich mich nur sehr langsam, meine Hände zitterten, ich konnte mich nicht konzentrieren, Musik erschien mit unerträglich – und nun sollte ich tanzen! Zu Beginn tanzten wir nach Liedern aus fernen Ländern zu Themen wie Liebe, Freundschaft oder Glauben. Im zweiten Teil bekamen wir die Aufgabe, den verschiedensten, meist afrikanischen Musikinstrumenten Töne zu entlocken. Die Musik- und Tanztherapie fand einmal in der Woche statt und dauerte zwei Stunden. Für die Tänze übten wir erst ein Lied, dann die Schritte. Ich konnte mir die Schrittfolgen nicht merken und stolperte den anderen hinterher. Die bereits gelernten

Tänze wurden von Zeit zu Zeit wiederholt, dann kamen neue hinzu. Obwohl ich fast fünf Monate in dieser Gruppe war, hätte ich die Lieder nicht allein singen, geschweige denn die Choreografien der Tänze allein bewältigen können. Kaum erinnerte ich mich daran, die jeweilige Musik schon einmal gehört zu haben. Meist mussten wir uns beim Tanzen anfassen. Ich schwitzte sehr und glaubte, einen unangenehmen Geruch auszuströmen. Die anderen mussten sich vor mir ekeln! Wieso weigerten sie sich nicht, mit mir zu tanzen? In den Pausen lief ich im Gang auf und ab, um mich bloß nicht unterhalten zu müssen.

Beim Musizieren kam es nicht auf die richtigen Töne an. Wir sollten die Möglichkeiten der einzelnen Instrumente erkunden und mit ihnen Gefühle beschreiben. Ich habe nie gelernt, ein Instrument zu spielen und so konnte ich nur ziellos trommeln, schlagen, zupfen. Ich habe gar nicht erst versucht, etwas Bestimmtes auszudrücken. Manchmal wurden Zettel mit Begriffen, die wir darstellen und raten sollten, verteilt. Ich habe dann eben etwas kräftiger getrommelt oder zarter gezupft. Ich war nicht fähig, mir vorzustellen, wie man zum Beispiel Regen ausdrücken könnte. Bei meinen Mitpatienten erriet ich die Bedeutung ihres Spiels ganz gut, was mich sehr erstaunte. Fast immer ging es um Wasser, Regen, Sturm, Sonne, Traurigkeit oder Freude. Das habe ich trotz meiner Eingeschränktheit des Denkens durchschaut.

Wer wollte, konnte nach dem Tanzen und Musizieren noch Entspannungsübungen machen. Obwohl mir schon der Gedanke daran entsetzlich war, fühlte ich mich verpflichtet, daran teilzunehmen. Ich war weder körperlich noch geistig in der Lage, alle Ansagen der Therapeutin nachzuvollziehen – auf einer Matte liegend bewegte ich mich irgendwie. Die uns berieselnde Entspannungsmusik erdrückte mich fast. Überdies sollten wir uns einen Ort unserer Träume vorstellen. Wenn ich mich nun zwang, an mein früheres Traumbild „Wasser und Strand" zu denken, überkam mich tiefste Verzweiflung. Nie wieder würde ich Urlaub an der Ostsee erleben! Zu all dem sah ich mich durch die riesigen, unter der Decke hängenden Rohre bedroht. Gleich würden sie auf mich herabzustürzen!

Auch diese quälenden Vormittagsstunden gingen vorüber! Ich nahm als Einzige von meiner Station an der Tanztherapie teil und musste nun allein zurückgehen. Jedes Mal versteckte ich mich auf der Besuchertoilette. Ich habe keine Vorstellung, wie lange ich mich dort aufhielt. Irgendwann siegte dann doch die Einsicht, dass man mich finden würde, und ich trat den „Gang zum Schafott", also zum Mittagessen, an.

Gibt es keine Hilfe mehr?

Schließlich versuchte die Stationsärztin, mir mit einer Schlafentzugstherapie zu helfen. Aus dem Internet habe ich später erfahren, dass man diese Methode einen partiellen Schlafentzug oder auch Wachtherapie nennt. Es ist eine der Standardbehandlungen in der stationären Depressionsbehandlung zusätzlich zur medikamentösen und psychotherapeutischen

Behandlung. Der Schlafentzug soll das Neurotransmitter-Ungleichgewicht im Gehirn beheben.

Am ersten Abend wurde ich schon um halb sieben Uhr ins Bett geschickt. Jetzt sollte ich ein paar Stunden schlafen. Wenn es nur möglich gewesen wäre! Aber auf der Station herrschte noch Betrieb. Besucher kamen und gingen, die Patienten liefen hin und her. Das Telefon klingelte. Mitten in der Nacht – das erste Mal war es wohl so gegen ein Uhr – wurde ich vom Krankenpfleger geweckt, musste mich anziehen und aufstehen. Eine Woche lang ging ich jeden Tag eine Stunde später ins Bett und wurde eine Stunde später geweckt. Samstag und Sonntag musste ich diese Therapie zu Hause unter gänzlich anderen Bedingungen fortsetzen.

Wie sollte ich die Nächte nur überstehen? Ich erinnere mich an eine Nacht, in der eine Ordenschwester Dienst tat, mich freundlich an ihren Tisch bat und mir Tee anbot. Ich traute mich nicht, die Tasse anzurühren, denn dann hätte sie das Zittern meiner Hände bemerken können. Sie versuchte sehr nett, sich mit mir zu unterhalten. Dabei arbeitete sie fleißig an ihrem Häkelzeug. Dem Gespräch konnte ich kaum folgen, krampfhaft versuchte ich, ihr zu antworten. Verzweifelt ging mir durch den Kopf, dass ich mich normalerweise gern zu ihr gesetzt und auch gehäkelt oder gestrickt hätte und wir uns mit munteren Reden die Nacht hätten vertreiben können. Aber das konnte ich nicht und würde es nie mehr können. Die Nähe der Schwester wurde mir unerträglich, und so zog ich mich ins Fernsehzimmer zurück.

Nicht nur diese Nacht verbrachte ich damit, stundenlang in die Glotze zu starren. Ich konnte den Sendungen nur bruchstückhaft folgen. Auf welchen Kanal ich auch zappte, die schrecklichen Meldungen über Lawinenunglücke in der Schweiz und über die Hinrichtung zweier Männer in den USA prasselten auf mich herab. Was ich sah, hat niemanden interessiert. Ich glaube nicht, dass ich zwischendurch eingenickt bin, beschwören kann ich es aber nicht. Die Nachtschwester sah nur hin und wieder kurz zu mir herein. Zu trinken wagte ich nichts, denn ich befürchtete, auf die Toilette zu müssen, die sich ja in unserem Zimmer befand. Ich hätte wieder meine Zimmergenossinnen stören müssen. Das wollte ich nicht.

Die schlaflosen Nächte erschienen mir endlos und doch war ich jedes Mal erstaunt, wenn sie plötzlich vorüber waren. Gegen sechs Uhr hörte ich den geräuschvollen Schichtwechsel der Schwestern und die ersten unruhigen Patienten ins Raucherzimmer nebenan hasten. Manche sahen zu mir rein und erkundigten sich, wie es mir ginge. Am Tag durfte ich mich nicht hinlegen, aber niemand kontrollierte mich. Ich hätte durchaus die Gelegenheit gehabt, heimlich zu schlafen. Aber ich tat es nicht. Merkwürdigerweise fühlte ich mich überhaupt nicht besonders müde.

Die Schlafentzugstherapie wurde ein paar Mal wiederholt. Andere Patienten haben sie als zu anstrengend abgelehnt, ich habe mich nicht getraut – zumal die Stationsärztin sagte: „Bei Ihnen hilft ja sonst nichts, das ist die einzige Möglichkeit, die uns noch bleibt." Für mich hieß das: Sie sind zwar ein hoff-

nungsloser Fall, aber das versuchen wir noch. Inzwischen
weiß ich, dass es eine ganze Menge anderer Therapien gibt
– auch damals schon gab.

In etwa der Hälfte der behandelten Fälle kommt es, laut Fach-
literatur, zu einer messbaren Verbesserung der Stimmung.
Wider Erwarten brachte auch mir der Schlafentzug ein paar
lichte Momente. Es war an einem Wochenende, an dem mich
Moritz abholte. In der Nacht zum Samstag hatte ich plötzlich um fünf Uhr morgens das Bedürfnis, zu duschen. Die
Duschen befanden sich auf der den Zimmern gegenüberliegenden Seite des Ganges, sodass ich niemanden störte. Mit
Elan und ohne Angst stellte ich mich unter den Wasserstrahl.
Mir fiel nicht auf, dass sich meine Stimmung geändert hatte,
es kam mir ganz normal vor. Ich fühlte mich wohl! Nach dem
Frühstück, bei dem ich mich angeregt mit einer neuen Patientin unterhielt, packte ich euphorisch alles aus meinem Schrank
ein, was ich im Koffer unterbringen konnte. Es war Samstag
und gleich würde ich abgeholt werden. Ich freute mich! Ich
dachte, wenn wir all meine Sachen am Wochenende zu Hause
waschen, wird alles wieder gut und ich würde den schlechten Geruch, den ich mir einbildete, zu verbreiten, loswerden.
Im Auto war ich geradezu redselig. Moritz hatte immer einen
Vorrat an Süßigkeiten im Auto – ich aß alles auf. Als er tanken
musste, bat ich ihn, noch ein paar Schokoladenriegel mitzu-
bringen. Und ich fühlte mich imstande, mit ihm einzukaufen
zu gehen. In einem Kaufhaus in Bergisch Gladbach probierte
ich Hosen an und kaufte eine Weste. Ich suchte mir die Sachen
sogar alleine aus, so lange, bis Moritz zur Weiterfahrt drängte.

Am Nachmittag zu Hause war alles vorbei und es ging mir genauso schlecht wie vorher. Allerdings habe ich geweint, was ich während der gesamten Depressionsphase vorher und auch nachher nicht konnte.

Bei der nächsten Visite schlug der Chefarzt vor, dass ich doch in eine Klinik in Wohnortnähe, vielleicht sogar in eine Tagesklinik, gehen solle. Dass man mich abschieben wollte, konnte ich nicht fassen! Hier in H. sah ich auf dem Weg zu Tanztherapie zuweilen in die Räume der Tagesklinik. Ich beobachtete, wie einige Patienten Einkaufstüten in die Küche trugen, allein kochten und die Tische deckten. Zwei von ihnen kannte ich von meiner Station. Sie sprachen mich an und erzählten mir, dass es ihnen von Tag zu Tag besser gehe, dass sie allein mit dem Bus in die Klinik kämen. Abends und am Wochenende führten sie wieder ein normales Leben. Sie trösteten mich, dass es auch mir bald besser gehen würde. Ich war fest davon überzeugt, dass dieser Zustand bei mir nie eintreten würde.

Ich hatte den Eindruck, die Ärzte wollten mich loswerden, weil bei mir keine Behandlung Erfolg hatte. Mir war nicht mehr zu helfen! Als der Oberarzt dann noch sagte, dass die Krankenkasse sich bald weigern würde, zu zahlen, weil ich schon zu lange in der Klinik wäre, verstärkte sich meine Angst vor einem Rauswurf noch.

Gott sei Dank ließ sich Hans-Jürgen nicht entmutigen. Wenn ich wütend auf ihn bin, werfe ich ihm manchmal seine norddeutsche Sturheit vor. Damals half mir genau diese Hartnäckigkeit, wieder gesund zu werden. Er weigerte sich einfach zu glauben, dass mir nicht zu helfen sei.

Tagesklinik in Sicht

Im März 1999 nahm mein Mann an einer Tagung im Alexianer-Krankenhaus, einem Fachkrankenhaus für Psychiatrie, in Köln-Porz teil. Zufällig stieß er dort auf eine Broschüre über die Einrichtungen des Alexianer-Ordens und fand heraus, dass sie auch eine Tagesklinik für psychisch Kranke betrieben. Da er sich keine Besserung mehr für mich in der Klinik in H. versprach, vereinbarte er kurz entschlossen einen Termin für mich. Dann erst erzählte er mir von seinem Vorhaben und zeigte mir die Broschüre. Sie interessierte mich nicht. Es war für mich unvorstellbar, in eine Tagesklinik zu wechseln. Aber Hans-Jürgen hatte für mich entschieden. Eines Nachmittags kam er nach H., um mich zum Vorstellungsgespräch abzuholen. Ich hatte furchtbare Angst und ließ mich nur schwer bewegen, mein Klinikzimmer zu verlassen.

So weit es mir damals möglich war, hatte ich mich ein bisschen hergerichtet und mir sogar eine von den neuen Hose-Bluse-Kombinationen angezogen, die schon seit Wochen unbeachtet im Schrank hingen. Auf der Fahrt nach Porz ertönte plötzlich ein merkwürdiges Geräusch, das immer lauter wurde. Auf meine Frage, was das denn sei, beschwichtigte mich Hans-Jürgen: „Nichts Schlimmes!" Dennoch hielten wir unterwegs an und er stellte fest, dass unser Auto den Auspuff zu verlieren drohte. Er befestigte ihn notdürftig und wir fuhren weiter – unter Getöse. Ich zitterte schon vor dem Gespräch und nun das! Ich malte mir aus, dass wir unterwegs mit dem Auto liegen bleiben würden, nicht in die Tagesklinik und auch nicht zurück nach H. kommen würden.

Lärmend, aber wohlbehalten erreichten wir das Gelände der Alexianer in Porz sogar noch etwas zu früh. Hans-Jürgen wollte Moritz per Handy bitten, rechtzeitig aus seinem Büro nach Hause zu fahren, um mit ihm das Auto tauschen zu können, denn ich musste noch am selben Abend in die Klinik zurück. Ihm fiel weder der Name noch die Telefonnummer der Firma ein, die Moritz ausbildete. Ganz spurlos gingen die Aufregungen auch an meinem Mann nicht vorbei. Merkwürdigerweise wusste ich, die ich doch alles vergaß, zumindest den Namen, und wir konnten im Notizbuch die Nummer nachsehen.

Ich weigerte mich, das Auto zu verlassen. Mit viel Geduld und Überredungskünsten brachte mich Hans-Jürgen dann doch dazu. Die kleine Unannehmlichkeit mit dem Auspuff hatte mich zusätzlich sehr aufgeregt. Trotzdem verlief das Gespräch mit der Leiterin der Klinik recht gut. Sie war mir sympathisch. Ich hatte den Eindruck, dass sie verstand, wie ich mich fühlte. Anschließend mussten wir einen Umweg nach Hause machen. Ungefähr eine Stunde war ich im eigenen Heim zu Besuch. Dann brachte Hans-Jürgen mich mit Moritz' Auto zurück in die Klinik. Er ist an diesem Tag nach seiner Arbeit im Büro über vierhundert Kilometer gefahren!

Wir hatten mit der Leiterin der Tagesklinik verabredet, dass ich anrufen sollte, wenn ich einen Entschluss gefasst hätte. Das fiel mir natürlich schwer. Tagelang grübelte und zögerte ich. Ich breitete alle Unterlagen der Tagesklinik auf meinem Bett aus und wollte schließlich, wie ich das früher oft vor großen Entscheidungen gemacht hatte, eine Liste mit Für und Wider aufstellen. Doch dazu war ich nicht fähig. Ich konnte mich nicht konzentrieren. Ein paar Tage nach dem Vorstellungsgespräch habe ich mich zum Telefon gequält und zugesagt. Es war kein Entschluss aus wirklicher Überzeugung. Ausschlaggebend war wohl mein Wissen, dass Hans-Jürgen dafür war. Als die Leiterin der Tagesklinik während des Gesprächs sagte: „Schön, Sie können dann am Montag kommen", fühlte ich mich vollkommen überrumpelt. Verschreckt fragte ich: „So schnell? Das schaffe ich nicht!" Wir einigten uns dann auf den Montag vierzehn Tage später.

Die Ärzte und Schwestern in H. waren sehr überrascht, denn ich hatte ihren Vorschlag, in eine Tagesklinik zu gehen, ja entsetzt abgelehnt. Aber sie erschienen mir erleichtert, mich bald los zu sein. Nachdem alles geregelt war, fügte ich mich wieder in den Klinikalltag ein und vergaß fast, dass ich bald entlassen werden würde, so unwirklich kam es mir vor.

Hans-Jürgen kam am Tag meines Auszuges sehr früh nach H., um mich abzuholen. Ich hatte ihn darum gebeten, weil ich fürchtete, die Koffer nicht allein packen zu können. Doch wider Erwarten und aus purer Angst, nicht rechtzeitig fertig zu werden, war es mir doch gelungen. Nun mussten wir noch zwei Stunden auf ein Abschlussgespräch mit dem Oberarzt warten. Hans-Jürgen hatte darum gebeten. Es erwies sich als belanglos. Als wir meine Koffer holten, verkroch ich mich in einer Zimmerecke. Ich wollte am liebsten da bleiben und mich auf mein Bett – das ja schon nicht mehr meins war – legen. Obwohl ich in H. nie heimisch geworden war, fühlte ich mich jetzt ausgestoßen, geradezu heimatlos. Ich verließ die Klinik in dem Gefühl, etwas Unrechtes zu tun. Zu Hause beunruhigte mich der Gedanke, ich könnte vergessen haben, ein Nachthemd einzupacken. Das erschien mir unverzeihlich.

Zu Hause empfing uns unser Sohn Moritz mit Kaffee, Kuchen und einem Blumenstrauß für mich. „Ich freue mich, dass du wieder zu Hause bist", sagte er. Ich konnte mich nicht freuen. Hans-Jürgen hatte mich an einem Sonntag abgeholt. Am Montag wurde ich schon in der Tagesklinik erwartet.

IN DER TAGESKLINIK IN KÖLN-PORZ

Der erste Tag in der Tagesklinik

Montagmorgen – nach fünf Monaten stationären Aufenthaltes in der Psychiatrie – fuhr Hans-Jürgen mich in die Tagesklinik. Es war Mitte April. Ich kauerte beklommen in meinem Sitz. Hin und wieder riskierte ich einen Blick nach draußen. Die Strecke nach Porz war mir fremd. Hans-Jürgen versuchte, sich mit mir zu unterhalten. Mehr als: „Ich hab Angst!" – „Brauchst Du doch nicht." – „Wir kommen bestimmt zu

spät!" – „Nein, es ist noch früh genug." – „Ich hab Angst" – ...
kam dabei nicht heraus.

Zuerst mussten wir im Hauptgebäude des Alexianer-Krankenhauses die Anmeldeformalitäten erledigen. Das Gewirr
der breiten Gänge mit den Gewölbedecken und Mosaikfuß-
böden, ein Mönch in brauner Kutte, der uns lächelnd entge-
genkam, ließen mich daran zweifeln, dass wir uns tatsächlich
in einer realen Situation befanden. Ich klammerte mich an
Hans-Jürgen. Als ich wieder gesund war, gefiel mir das um
1900 entstandene Haus in seiner gepflegten Altmodischkeit,
mit seinen Türmchen und der hellen Fassade inmitten eines
weiten Parkgeländes sehr gut.

Gegen halb neun Uhr lieferte Hans-Jürgen mich in der rosa-
farbenen Jugendstilvilla schräg gegenüber dem Hauptgebäude
des Krankenhauses ab. Eine Krankenschwester nahm mich in
Empfang und händigte mir gleich meinen Therapieplan aus.
Dann bekam ich wieder, wie in H., einen Schlüssel am Band
um den Hals gehängt. Er gehörte zu einem kleinen Schließ-
fach im Flur, in dem ich meine Handtasche sicher aufbewah-
ren konnte. Nachdem Hans-Jürgen gegangen war, nicht ohne
mir noch einmal zu versichern, dass er mich abends wieder
abholen würde, brachte mich die Krankenschwester in den
Aufenthaltsraum. Auf einem halbrunden Sofa saßen schon
ein paar Patienten um einen Couchtisch. Kaffeeduft mischte
sich mit Zigarettenqualm. Die Schwester machte mich mit
den anderen bekannt und ich setzte mich auf einen Stuhl. Ich
war so angespannt, dass ich kaum wagte, mich zu bewegen.

Die vielen neuen Gesichter verwirrten mich. Es drangen nur Gesprächsfetzen an mein Ohr. Eine junge Frau mit langen dunklen Haaren erzählte von ihrem bevorstehenden Umzug. Ein Mann mit grau meliertem Haar und dichtem Vollbart gab ihr dafür praktische Tipps. Im Türrahmen lehnte ein junger Mann in Motorradkluft. Nur schemenhaft nahm ich noch andere Personen wahr.

Ein paar Minuten vor neun Uhr standen alle fast gleichzeitig auf und gingen aus dem Zimmer. Irgendjemand sagte mir, ich solle mitkommen. Also trottete ich hinterher. Wir kamen in ein großes Eckzimmer am Ende des Flurs im ersten Stock, den Therapieraum. Wir setzten uns auf die an den Wänden aufgereihten Stühle und warteten. Nach ein paar Minuten kam die Leiterin der Tagesklinik zusammen mit der Krankenschwester, die ich schon kannte. Sie wurden begleitet von der Oberärztin der Klinik und einer weiteren Schwester. Sie hießen mich in der Tagesklinik willkommen und stellten sich vor.

Die Patienten berichteten nun der Reihe nach, wie es ihnen am Wochenende ergangen war. Ich nannte mühsam meinen Namen und sagte, dass ich aus Lindlar käme. Danach beendete ich abrupt meine Vorstellung mit: „Das reicht erst einmal." Ich kam mir unhöflich und abweisend vor, aber zu weiteren Äußerungen war ich nicht fähig.

Nach der Morgenkonferenz sollte ich zur Blutabnahme ins Hauptgebäude gehen, das ich vom Fenster des Aufenthaltsraumes sehen konnte. Diesen Weg war ich vorher mit Hans-Jürgen gekommen. Dennoch konnte ich mir jetzt nicht vorstellen, ihn allein zu finden. Ein Pfleger musste mich begleiten. Nach der Blutabnahme untersuchte mich die Oberärztin und stellte mir Fragen nach meiner Befindlichkeit. Sie lächelte mich an und sprach sehr behutsam mit mir, trotzdem fürchtete ich mich vor ihr: „Was mag sie von mir denken, was wird sie feststellen?" Wider Erwarten schaffte ich den Rückweg allein. Die meisten Patienten nahmen jetzt an Therapien teil, ein paar saßen im Aufenthaltsraum und unterhielten sich. Ich hätte mich zu ihnen gesellen können, war aber viel zu unruhig. Also fing ich an, genau wie in der Klinik in H., im Flur auf- und abzugehen. Von der Eingangstür führte ein schmaler Gang zu dem kleinen Flur, von dem aus die Küche, das Esszimmer, das Schwesternzimmer und der Aufenthaltsraum abzweigten. Überall hingen Pinnwände mit Informationen für die Patienten. Ich tat so, als würde ich sie lesen. Ein paar Mal nahm ich das Band mit dem Schlüssel vom Hals, schloss mein Fach auf, nahm meine Tasche heraus, kramte in ihr, als würde ich etwas suchen, und legte sie wieder zurück. Ich versuchte zu verbergen, wie schlecht es mir ging, es war mir peinlich.

Am selben Vormittag wurde ich einer Psychotherapeutin vorgestellt. Ich hielt sie für eine Ärztin. Ich wunderte mich, als sie mit der Untersuchung begann: „Wieso schon wieder? Das habe ich doch gerade schon mal erlebt – oder? Ist das die gleiche Ärztin?" Auf ihre Fragen konnte ich nur mit „Ich weiß nicht, ich habe Angst" antworten. Sie brach die Untersuchung nach kurzer Zeit ab: „Ich will Sie nicht quälen, wir können ein andermal weitermachen, wenn Sie sich etwas besser fühlen." Ich war mir sicher, es würde mir nie mehr besser gehen!

Mittags lernte ich meine „Patin" kennen. In den ersten Tagen wurde jedem Neuankömmling ein Mitpatient zur Seite gestellt. Meine „Patin" war ungefähr in meinem Alter. Von ihrer Erscheinung habe ich nur noch ihren blonden, exakt geschnittenen Bubikopf und türkisblaue Kleidung in Erinnerung. Sie wirkte auf mich strahlend gesund und unternehmungslustig – und litt doch auch unter Depressionen. Ihr ging es aber schon wieder recht gut. Sie erzählte mir, dass sie bald entlassen werden würde. An das Essen kann ich mich nicht mehr erinnern, wohl aber an die anschließende Mittagspause, in der mir meine „Patin" im zweiten Stock die Ruheräume und die Damentoilette zeigte. Es war kalt an diesem Tag und sie erklärte mir, wie die Heizsonne, die ziemlich hoch an der Wand hing, zu bedienen war. Ich weiß nicht mehr, ob ich einen Schalter drücken oder eine Schnur ziehen musste, aber das Ding war mir unheimlich. Ich brauchte ewig, weil ich den Strahler immer wieder an- und ausschaltete, um sicherzugehen, dass er auch wirklich aus war. Meine „Patin", die derweil im Flur wartete, klopfte an die Tür und erkundigte sich, ob alles in Ordnung sei. Als ich endlich herauskam, fragte sie, ob ich jetzt ruhen oder mit ihr in den Aufenthaltsraum kommen wolle. Ich sah sie nur ratlos an und sagte immer wieder: „Ich weiß nicht". Sie stand schon halb auf der Treppe und ging dann kurz entschlossen hinunter. Ich folgte ihr wie ein Hündchen. Ein Patient mit einer Gießkanne in der Hand kam uns entgegen. Er kümmerte sich gerade um die vielen Grünpflanzen im Treppenhaus. Durch große Fenster auf jedem Treppenabsatz konnte ich auf den Parkplatz und die angrenzenden Gebäude blicken.

Nach der Mittagspause, die ich wieder mit Umherwandern im Flur verbrachte, nahm mich meine „Patin" mit zur Kunsttherapie. Wir gingen bei strahlendem Sonnenschein zum Hauptgebäude hinüber. Die Kunst- und Werkräume waren im Dachgeschoss untergebracht. Ein Fahrstuhl brachte uns nach oben. Ich war mir ganz sicher, dass er stecken bleiben würde! Dennoch kamen wir unbeschadet in einem großen Dachatelier an. Eine Patientin, die mit uns gekommen war, verkroch sich sofort weinend in einem kleinen Zelt, das in einer Ecke am Fenster stand! Später sah ich, wie sie durch die netzartigen Stoffbahnen das Geschehen im Raum beobachtete. Wir setzten uns in einen Kreis von sechs oder sieben Personen. Die Kunsttherapeutin begrüßte uns, jeder berichtete, wie es ihm ging. Ich nannte meinen Namen und sagte, dass ich mich sehr schlecht fühle, viel mehr nicht. Sie stellte mir frei, mich erst einmal umzusehen. Ich könne es mir in dem Korbsessel am Tisch unter den großen Dachfenstern bequem machen und etwas lesen oder Musik hören, ich müsse nicht sofort mitmalen. Dieses gut gemeinte Angebot konnte ich nicht annehmen, ich wusste ja, dass ich mich weder allein beschäftigen noch entspannen konnte. Außerdem fühlte ich mich verpflichtet, mitzumachen.

Die Therapeutin las uns eine Geschichte vor, der ich nicht folgen konnte. Anschließend sollten wir malerisch umsetzen, was wir gehört hatten. Die anderen Patienten zeigten mir, wo Papier und Stifte lagen. Es gab Holzkästen mit Blei- und Buntstiften, Metallkästen mit bunten Filzstiften, kleine Plastikeimer voller Pastell- und Ölkreide, Tuschkästen, wie ich sie aus der Schulzeit kannte und vieles mehr. Unentschlossen ging ich lange vor einem Schrank hin und her, tat so, als würde ich dieses und jenes prüfen, bis ich endlich zu Papier und Filzstiften griff. Angestrengt kramte ich in meinem Kopf nach der vorgelesenen Geschichte, aber nur das Wort „Wunderbaum" war haften geblieben. Ich konnte mir kein Wunder vorstellen, das ich hätte malen können. Ich setzte mich an einen der großen Maltische mitten im Raum zu einem jungen Mann, der mit einem schwarzen Stift einen wirklich wundersamen Baum mit tausend Verästelungen malte. Er arbeitete wie besessen und war zum Schluss sehr erschöpft. Mir gelangen innerhalb einer Stunde nur die Umrisse eines Baumes ohne Wurzeln und ohne Boden. Ein Baum, in den der Blitz eingeschlagen zu haben scheint. Er hat nur ein Blatt.

In der Besprechungsrunde, die sich anschloss, versuchte ich mein Bild krampfhaft wunderbaumgemäß zu interpretieren: Das Wunder für mich bestehe darin, dass ich überhaupt etwas malen könne und dass der Baum ein grünes Blatt trage. In meinem früheren Leben seien grüne Blätter ein Sinnbild der Hoffnung gewesen. Heute bin ich verblüfft, wie mir diese Deutung gelingen konnte. Denn während ich malte, spürte ich nur Verzweiflung und Angst – und ich war ohne jegliche Hoffnung. Ich glaube, das Bild drückt den für mich damals noch nicht bewusst wahrnehmbaren Wunsch nach Hoffnung aus.

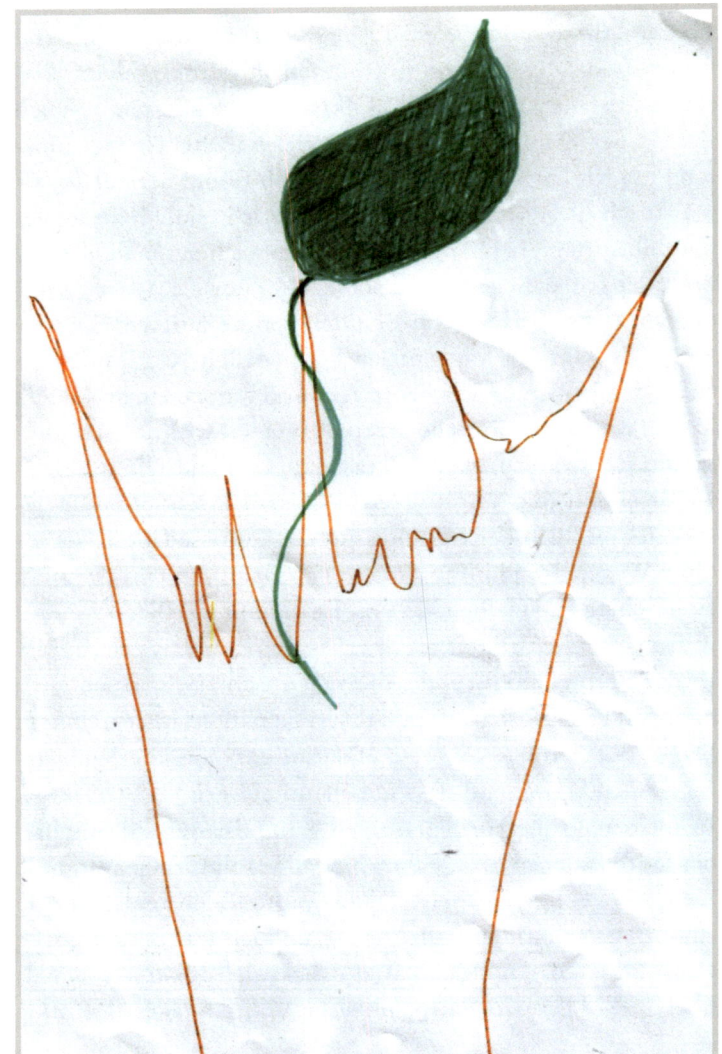

Im Schneegestöber gingen wir zurück zur Tagesklinik. Die anderen setzten sich in den Aufenthaltsraum und unterhielten sich. Einige rauchten. Ich nahm mein zielloses Auf- und Abtigern im Flur wieder auf und dehnte es auf die Küche aus. Ich dachte an Hans-Jürgen: Ob er mich wirklich abholen würde? Hatte ich überhaupt einen Mann? Oder bildete ich mir das nur ein? Aber ich sah sein Gesicht genau vor mir. Es musste ihn geben! Eine der Schwestern beobachtete mich und gab mir einen kleinen Plastikbecher mit einer Tablette. „Das wird Ihnen gut tun", versprach sie. Mit dem Becher in der Hand schlich ich durch die Küche. Ich konnte mich nicht dazu durchringen, die Tablette zu schlucken. Ich dachte misstrauisch: Wer weiß, was das Medikament in mir auslösen wird. Erst als die Oberärztin kam und geduldig auf mich einredete, war ich bereit, meine Medizin zu nehmen.

Nach einer Weile hatte ich mich so weit beruhigt, dass ich mich in den Aufenthaltsraum setzen konnte. Einige unterhielten sich über ihre Urlaubspläne. Ich grübelte: Es ist doch erst April! Gerade hat es noch geschneit. Aber heute Morgen hat die Sonne geschienen – oder? Vielleicht war schon Sommer und ich hatte es nur nicht mitbekommen? Wie konnten sie als Patienten Urlaubspläne schmieden? Oder waren sie gar nicht krank, ging es nur mir so schlecht? Das sprichwörtliche Aprilwetter konnte ich mir damals nicht erklären.

In der anschließenden ersten Abschlussrunde konnte ich mich nicht darauf konzentrieren, zu berichten, wie es mir am ersten Tag in der Tagesklinik ergangen war. Zufällig blickte ich aus dem Fenster und sah Hans-Jürgen auf das Haus zukommen. Ich war mir aber nicht sicher, ob er es wirklich war. Ich sagte: „Wenn mich nicht alles täuscht, kommt da mein Mann, um mich abzuholen!" Dieser Satz beschrieb meinen Zustand exakt, obwohl er ihn verschleiern sollte. Eigentlich wusste ich ja, dass der Mann, der da auf die Klinik zukam, mein Mann war. Aber entsprach das, was ich dachte, auch der Wirklichkeit? In meinem verzweifelten Bemühen, zu funktionieren, baute ich in meine Aussage die Sicherung „Wenn mich nicht alles täuscht" ein. Wenn es nicht mein Mann gewesen wäre, hätte ich ja eingeräumt, mich getäuscht zu haben. Das konnte ja jedem passieren!

Alltag in der Tagesklinik

In den ersten Wochen, die ich in der Tagesklinik verbrachte, ging es mir noch genauso schlecht wie in H. Auch hier war ich nur durch die feste Struktur des Tagesablaufs fähig, kleine Aufgaben zu erledigen und an den Therapien teilzunehmen.

Aus eigenem Antrieb konnte ich nichts tun. Dafür, dass ich morgens pünktlich ankam, sorgte Hans-Jürgen. Er musste nun täglich von Lindlar über Porz nach Köln-Lindenthal und wieder zurück fahren. Pro Tag hatte er hundert Kilometer zu bewältigen. Erst als es mir wieder gut ging, ist mir aufgegangen, welche Belastung allein diese Fahrten für ihn bedeuteten. Er hatte als Personalleiter in einem Kölner Krankenhaus eine verantwortungsvolle Aufgabe zu erfüllen. Früher hatte er selten pünktlich Feierabend machen können und auch die Wochenenden waren nicht immer frei von Arbeit gewesen. Jetzt musste er pünktlich um halb fünf Uhr nachmittags vor der Tagesklinik sein, wo ich bereits auf ihn wartete. Dank seines verständnisvollen Arbeitgebers konnte er seine Arbeitszeit flexibel gestalten. Freitagnachmittag holte mich oft unser Sohn ab, damit Hans-Jürgen wenigstens einmal pro Woche länger arbeiten konnte.

Um rechtzeitig in sein Büro zu kommen, musste mich Hans-Jürgen in Porz eine halbe Stunde vor Öffnung der Tagesklinik absetzen. Anfangs spielte sich täglich die gleiche Abschiedsszene ab: „Geh doch noch ein bisschen im Park spazieren."– „Ich werde mich verlaufen, ich finde den Weg zurück ganz bestimmt nicht." – „Du findest die Tagesklinik, sieh mal, sie ist das einzige rosafarbene Gebäude hier. Diese schöne Jugendstilvilla kannst Du gar nicht verfehlen." – „Und wenn heute niemand kommt?" – „Ganz sicher kommt jemand. Zur Not kannst du ins Hauptgebäude gehen, da ist immer einer, der sich um dich kümmern kann." – „Nein, ich hab Angst, bleib doch hier!"– „Das geht leider nicht! Ich kann doch nicht jeden Tag zu spät kommen!" Es fiel Hans-Jürgen sichtlich schwer, zu fahren und mich stehen zu lassen. Bang ging ich vor dem Gebäude auf und ab, bis endlich aufgeschlossen wurde.

Wir hatten uns nach einem festen Tagesablauf zu richten: Um acht Uhr dreißig wurde geöffnet. Spätestens bis neun Uhr zur Morgenkonferenz mussten alle anwesend sein. Hier wurde jeder befragt, wie es ihm ging, was er am Abend oder am Wochenende unternommen hatte. Dann wurden gemeinsam Ausflüge geplant, Arbeiten im und ums Haus verteilt oder

Therapieziele besprochen. Manchmal gab es auch Kritik, wenn jemand zum Beispiel seine Aufgabe vernachlässigt und etwa die Blumen nicht ordentlich gegossen hatte. Am Freitag berichtete jeder von seinen Plänen fürs Wochenende. Nach der Morgenkonferenz teilten wir uns in Gruppen auf und gingen zu den verschiedenen Therapien. Viertel nach zwölf gab es Mittagessen. Anschließend konnten wir uns zur Mittagspause zurückziehen. Um halb zwei begannen wieder die Therapien. Einmal in der Woche fanden für eine Gruppe statt der gewohnten Nachmittagstherapien Außenaktivitäten statt. Kurz nach vier Uhr trafen wir uns im Aufenthaltsraum zur Abschlussrunde. Um Viertel nach vier Uhr wurden wir nach Hause entlassen. Den Freitag beschlossen Patienten und das Team der Tagesklinik (die beiden Schwestern, die Leiterin und die Oberärztin) mit einem gemeinsamen Kaffeetrinken.

In der Zeit zwischen den Therapien und den Besprechungen hatten wir im Haus kleine Pflichten zu übernehmen, zum Beispiel im Aufenthaltsraum für Ordnung sorgen. Wöchentlich wurde festgelegt, wer wann welche Aufgaben zu erledigen hatte. Wer morgens als Erster kam, kochte Kaffee. Außerdem musste ein Exemplar einer Tageszeitung, für die wir uns gemeinsam entschieden hatten, in der Cafeteria im Hauptgebäude besorgt, bezahlt und später mit den Schwestern abgerechnet werden. Das hatten meist die Neuen zu erledigen, jetzt also ich. In den ersten Tagen schien es mir unmöglich, allein zum Hauptgebäude, an der Pforte vorbei, durch den langen Gang bis zu einer kleinen Verkaufstheke in der Cafeteria zu gelangen und den Express zu holen. Unter großen inneren

Kämpfen gelang es mir. Ich selbst konnte mich noch lange nicht darauf konzentrieren, etwas zu lesen.

Eine Reihe von Pflichten war auch mit dem Mittagessen verbunden. Zwei Patienten holten das Essen aus der Küche im Hauptgebäude. In einem Handwagen – einer zog und einer schob – wurden die Essensbehälter in die Villa gebracht. Währenddessen deckten andere den langen Tisch in der Mitte des Esszimmers. Große Bäume vor den hohen Fenstern ließen nicht allzu viel Licht in den Raum. Das kleine Sofa an der Wand zum Aufenthaltsraum diente außerhalb der Mahlzeiten so manchem als Rückzugsmöglichkeit. Die Wände schmückten öfter wechselnde Collagen, die von Patienten zusammengefügt wurden. So klebten wir zum Beispiel aus Illustrierten-Ausrissen, Blättern, Gräsern und Vogelfedern auf buntem Karton ansehnliche Bilder zusammen, die die Jahreszeiten widerspiegelten. Erst nach Wochen nahm ich in einer Ecke unter dem Fenster ein Klavier wahr. Während meines Aufenthaltes wurde es nicht benutzt.

Wenn der Essenswagen in der Küche stand, schöpften wir die Speisen aus den Wärmebehältern in bereitgestellte Schüsseln und trugen sie durch einen kleinen Flur ins Esszimmer. Wir aßen zusammen mit den beiden Schwestern. Den Nachtisch, meist Pudding oder Yoghurt in einer großen Schüssel, stellten wir zur Selbstbedienung auf einen kleinen Tisch unter einem der Fenster. Meistens saß ich so, dass ich einen schokoladenbraunen Fleck im hellen Teppichboden vor diesem Tisch im Blick hatte. Der Fleck irritierte mich. Er gehörte da nicht hin!

Noch heute habe ich seine Umrisse im Kopf, er sah aus wie eine Pfütze in Comic-Heften. Später haben wir ihn in einer gemeinsamen Hausputzaktion entfernt.

Nach dem Essen räumten wir die Tische ab, bestückten die Spülmaschine und stellten sie an. Was nicht in die Maschine passte, spülten wir mit der Hand, trockneten es anschließend ab und räumten es in die Küchenschränke. Der Essenswagen musste zurückgebracht werden. Wie wir die anschließende Mittagspause gestalteten, blieb uns überlassen. Einige gingen spazieren, andere setzten sich in den Aufenthaltsraum. Ich versuchte immer, „meinen" Ruheraum im ersten Stock zu ergattern, was mir meistens gelang. Hier konnte ich mich auf das kleine Sofa legen und die Augen schließen. Ich konnte zwar nicht einschlafen, aber mich zumindest aus dem Tagesgeschehen ausklinken. Hier war ich allein und brauchte auf niemanden zu reagieren. Andererseits hörte ich die Geräusche im Haus und wusste, dass ich nicht verlassen war. Gegenüber dem Sofa hing eine große „Bahnhofsuhr". Immer wieder machte ich die Augen auf, um mich zu vergewissern, ob es schon Zeit sei, zur Kunsttherapie aufzubrechen.

Wenn wir von den Therapien zurückkamen, räumten wir die Spülmaschine aus und bemühten uns, die Küche für den nächsten Tag ordentlich zu hinterlassen. Im Aufenthaltsraum mussten die Aschenbecher geleert und eventuell noch herumstehende Tassen in die Spülmaschine gestellt werden. Zeitungen wurden geordnet oder entsorgt, das Radio im Bücherregal musste ausgeschaltet werden. Die Kissen auf den beiden über Eck stehenden Sofas wurden aufgeschüttelt und die Stühle daneben zurechtgerückt. Noch lange musste ich all meine Kräfte aufbieten, um diese kleinen Aufgaben erfüllen zu können. Ständig fürchtete ich, nicht rechtzeitig fertig zu werden.

In der Abschlussrunde, in der die Leiterin der Tagesklinik meist in der offenen Tür stand, eine der Schwestern und oft auch die Oberärztin mit bei uns im Raum saßen, berichteten wir, wie es uns am Tag ergangen war und was wir für den Abend geplant hatten. Dann wurden wir nach Hause entlassen. Beim Herausgehen nahm jeder sein Medikamentenschächtelchen mit der Ration bis zum nächsten Morgen von einem kleinen runden Tisch, der neben dem Schwesternzimmer stand.

Ich verließ mit den anderen Patienten das Gebäude und musste nun auf Hans-Jürgen warten. Da er Köln zur Hauptverkehrszeit durchquerte, konnte er nicht immer pünktlich sein. Ich spazierte vor der Tagesklinik auf und ab und malte mir aus, was alles passiert sein könnte. Jedes vorbeifahrende Auto, in dem nicht Hans-Jürgen saß, vertiefte meine Furcht. Panisch dachte ich, dass er nicht kommen würde. Ich konnte mir beim besten Willen nicht vorstellen, wie ich allein wieder nach Hause finden sollte. Man kann auch ohne Auto von Köln nach Lindlar gelangen. Ich hätte mit der Bahn von Porz aus zum Hauptbahnhof fahren können, um dort in den Bus nach Lindlar zu steigen. Ein umständlicher, aber möglicher Weg. Auch hätte ich vom Hauptgebäude oder von einer nahen

Telefonzelle aus Moritz oder unsere Nachbarn anrufen können, um mich abholen zu lassen. Selbst ein Taxi hätte mich im
Notfall nach Hause bringen können. All diese Möglichkeiten
kamen mir nicht in den Sinn. Ich fühlte mich wie ausgesetzt.

Wir besaßen schon ein Handy, das wir aber selten benutzten.
Jetzt erkannten wir die Vorzüge dieser Erfindung – ich bekam
es. Obwohl ich mich früher nie dafür interessiert hatte, lernte
ich jetzt, trotz aller Eingeschränktheit meines Denkens, damit
umzugehen. Es gab mir doch ein bisschen mehr Sicherheit.
Jetzt konnte ich nachfragen oder Hans-Jürgen konnte mich
benachrichtigen, wenn er später kam. Ich klammerte mich an
mein Handy. Ich vergaß nie, es mitzunehmen oder zu laden.
Selbst die PIN-Zahl konnte ich mir merken.

BESSERUNG UND RÜCKFÄLLE

Nach den ersten, sehr verwirrenden Tagen hatte ich mich an
die Tagesklinik gewöhnt. Mich peinigten zwar immer noch
unbegründbare Ängste. Aber ich weigerte mich nicht mehr,
etwas zu essen. Ich aß, wenn auch wenig. Über mein immer
noch bestehendes Verdauungsproblem sprach ich außer mit
Hans-Jürgen mit niemandem mehr. Ich merkte es selbst nicht,
aber kleine Besserungen traten ein. Vermutlich waren sie bedingt durch die Umstellung der Medikamente, und weil ich
jetzt jeden Abend nach Hause zurückkehren konnte. Ich fing
an, hin und wieder etwas anderes anzuziehen, tuschte sogar

meine Wimpern und hatte auch nicht mehr das Gefühl, mich nicht genügend zu pflegen. Meine innere Unruhe legte sich etwas, ich konnte, wenn auch sehr verkrampft, wieder längere Zeit sitzen. Dennoch hockte ich weiterhin jeden Abend in meiner Sofaecke, konnte nicht lesen oder fernsehen, noch irgendetwas anderes tun. Außerhalb der Klinik konnte ich mich zu nichts aufraffen. Oft kroch ich spätestens um neun Uhr abends ins Bett, um wenigstens ein paar Stunden der schwer erträglichen Realität zu entfliehen. Inzwischen garantierten mir die Schlaftabletten einen fünf- bis sechsstündigen Schlaf.

Es muss Ende Mai oder Anfang Juni 1999 gewesen sein: Manchmal, wenn ich morgens aufwachte und noch ein wenig liegen blieb, dachte ich, es sei alles in Ordnung, ich könne wieder tun, was ich wollte und hätte keine Angst mehr, ich wäre ganz die „Alte". Ich weiß nicht, ob ich träumte, wünschte, dachte. Leider waren diese positiven Empfindungen wie weggeblasen, sobald ich aufstand. Ich merkte nicht, dass diese Vorstellungen eine Veränderung in meinem Bewusstsein bedeuteten.

Während dieser Zeit konnte Hans-Jürgen mich an einem Wochenende zu einem Spaziergang bewegen. Da ich auf keinen Fall in unserem Dorf gesehen werden wollte, fuhren wir in einen Nachbarort. Wir stellten das Auto am Waldrand ab und gingen eine kleine Straße entlang, die in einen Feldweg mündete. Unser Hund trottete neben uns her. Etwas abseits von der Straße befand sich ein großes Fachwerkhaus mit einigen

Nebengebäuden. Ein zottiger Hund bewachte das Anwesen. Zwischen den beiden Hunden entstand ein aufgeregtes Bellgefecht. Ich wollte unbedingt zum Auto zurück, denn ich kannte diesen Bauernhof und seine Bewohner. Wenn jetzt einer von ihnen herauskäme und mich sehen würde! Ich sträubte mich weiterzugehen: „Nein, ich will nicht, ich kann nicht, ich hab Angst, ich will wieder nach Hause." Hans-Jürgen hatte mich untergehakt und zog mich weiter. Er sprach mit mir wie zu einem Kind: „Wir sind gleich vorbei, jetzt kommt keiner, die trinken gerade Kaffee." Am Vormittag hatte es geregnet, jetzt schien die Sonne und es roch nach nassem Gras und frischen Brennnesseln. Dass ich diesen Geruch als angenehm wahrnahm, hätte mich wundern müssen. Jäh schossen mir Tränen in die Augen. Wir gingen weiter und ich konnte mich gar nicht fassen. Ich weinte, weinte, weinte – ohne ersichtlichen Grund. Es war, als sei ein Damm gebrochen, der die aufgestauten Tränen der vergangenen Monate nun freigab. Während ich heulte und schniefte, Hans-Jürgen mich mit Tempotaschentüchern versorgte und mich umarmend weiterzog, sprang unser Hund vergnügt über die Wiesen. Wenigstens er war glücklich! Wir sind vielleicht eine Stunde spazieren gegangen, in der ich mich nicht beruhigen konnte. Über mein Weinen hätten wir uns freuen müssen! Aber wir wussten noch nicht, dass es das Aufbrechen meiner eingesperrten Gefühle ankündigte.

Als ich am Montagmorgen von meinem tränenreichen Spaziergang berichtete, fühlte ich mich unverändert schlecht. Am Nachmittag gingen wir mit unserer Kunsttherapeutin in den Park hinter dem Krankenhaus und ließen uns am Ufer des kleinen Teiches nieder, um in der Natur zu zeichnen. Ich skizzierte mit Bleistift den See, den Plastikreiher am gegenüberliegenden Ufer, die verschiedenen Schilfarten und ein paar Löwenzahnpflanzen, die schon kräftig wuchsen. Dabei unterhielt ich mich lebhaft mit meinen Mitpatienten. Ich merkte nicht, dass sie mich staunend beobachteten, bis einer mich fragte: „Mensch Ingrid, geht es dir wieder gut?" Ich staunte: Ja, mir ging es gut! Ich war fröhlich, ich hatte eine hübsche Landschaft aufs Papier gebannt und mich aus eigenem Antrieb mit den anderen unterhalten. Von einer Stunde zur nächsten ging es mir wieder gut! Es war wirklich so. Wie ein Wunder! Und mein Handeln erschien mir sofort wieder so selbstverständlich, dass mir der Unterschied zu meiner Krankheit nicht aufgefallen war. Gott sei Dank, es ist vorbei, dachte ich. Glücklich rief ich Hans-Jürgen an: „Mir geht es wieder gut!" Auf der Heimfahrt überkam mich ein unwiderstehlicher Drang nach Kuchen. Wir hielten vor der nächsten Bäckerei, ich ging allein in den Laden und kaufte reichlich süße Teilchen ein. Froh und sichtlich erleichtert empfing uns Moritz zu Hause. Er hatte schon Kaffee gekocht zu dem Kuchen, den Hans-Jürgen ihm telefonisch angekündigt hatte. Leider war nicht mehr viel davon übrig, heißhungrig hatte ich schon fast alles im Auto verschlungen.

Als wäre nichts gewesen, übernahm ich am gleichen Tag wieder den Haushalt. Ich ging mit dem Hund Gassi und schmuste mit unserer Katze. Ich grüßte unsere Nachbarn und hielt fröhlich ein Schwätzchen über den Gartenzaun – wie früher. Sie ließen sich ihre Verwunderung ob meiner plötzlichen Veränderung nicht anmerken. Ich besuchte gern jeden Tag weiter die Tagesklinik. Morgens genoss ich die halbe Stunde Wartezeit bis geöffnet wurde, ging im Park spazieren oder setzte mich bei schlechtem Wetter in das Wartezimmer im Hauptgebäude und las. Die Therapien machten mir Spaß, ich hatte keine Ängste mehr, ich aß wieder gern und erfreute mich bester Verdauung!

Im Juli 1999 ging es mir so gut, dass ich Lust hatte, mit Hans-Jürgen und Moritz eine Reise zu unternehmen. Unsere Verwandten hatten uns zur Kommunion unserer Nichte nach Lübeck eingeladen. Ich bekam Erprobungsurlaub von der Klinik. Wir übernachteten im uns wohlvertrauten Ferienhaus meines Schwiegervaters in Travemünde, direkt am Strand. Das Gefühl, barfuß durch den Sand zu stapfen, im kalten Wasser zu waten, den Blick über die Ostsee und hinauf zum Himmel schweifen zu lassen, Moritz und Hans-Jürgen an meiner Seite, nicht zu vergessen den Hund, der im Wasser paddelnd Quallen fing, lässt sich mit Worten nicht beschreiben. Das war Aufatmen, Freiheit, Dankbarkeit, Glück, Normalität! Auf der Kommunionsfeier unterhielt ich mich mit Verwandten und Bekannten, als sei ich nie krank gewesen. Ich amüsierte mich und genoss das üppige Büfett. Wie mir meine Schwägerin später einmal sagte, war sie bei meinem Anblick sehr erschrocken gewesen, so abgemagert und elend hätte ich ausgesehen. Ich war mir dessen nicht bewusst, ich fühlte mich blendend.

116

Hans-Jürgen und Moritz freuten sich mit mir. Aber, was ich nicht wusste, hatten die Ärzte ihnen vorhergesagt: Mein Zustand würde erst einmal nicht so bleiben! So kam es auch. Ich bin in der Zeit von Mai bis Dezember 1999 noch mehrmals in Depressionen zurückgefallen und wieder herausgekommen. Die einzelnen Phasen dauerten zwischen drei und vier Wochen. Ein paar Mal wurde mein Stimmungswechsel durch scheinbar grundloses, plötzliches Weinen eingeleitet. Es geschah, dass ich mich im Auto auf dem Weg in die Klinik fast in Tränen auflöste, mich aber in der Morgenbesprechung eine Stunde später blendend fühlte. Oder ich fuhr abends froh gelaunt nach Hause, und als ich die Tür aufschloss, ging es mir plötzlich wieder schlecht. Ich brauchte nichts zu sagen, Hans-Jürgen und Moritz sahen den Rückfall sofort an meinem starren Gesichtsausdruck. Es war immer, als legte jemand in meinem Gehirn einen Schalter um: von „schlecht" und „gut" und wieder zurück. Obwohl ich jedes Mal etwas weniger tief fiel, war ich doch immer wieder fassungslos und unglücklicher als zuvor. Ich sehe mich eines Morgens von der Tagesklinik aus zum Hauptgebäude gehen. Unterwegs traf ich die Oberärztin. Statt Guten Morgen zu sagen, jammerte ich: „Es geht mir wieder schlecht". Sie versuchte mich zu trösten, sie habe gerade noch einmal in der medizinischen Literatur nachgelesen, mein Fall zeige den klassischen Verlauf einer endogenen Depression. Das Auf und Ab meiner Stimmungen wäre sicher bald vorbei. Ich glaubte ihr nicht. Wieso musste sie in der Literatur nachlesen, war ich so ein hoffnungsloser Fall?, grübelte ich. Wenige Tage später rief ich ihr auf dem Weg zur Kunsttherapie über mehrere Stockwerke ins Treppenhaus hinauf: „Es geht mir wieder gut." Die Leiterin der Tagesklinik versicherte mir mitfühlend, als ich wieder einmal in Verzweiflung versank: „Das ganze Team leidet mit Ihnen." Erst viel, viel später konnte ich es so richtig würdigen, dass sie mich nicht nur als Fall, sondern als leidenden Menschen wahrnahmen.

In diesem Hin- und Hergerissensein zwischen guten und schlechten Phasen musste ich wegen einer körperlichen Krankheit Anfang Juli 1999 in ein normales Krankenhaus. Monatelang hatte ich leichte Unterleibsbeschwerden verschwiegen, bis ich mich endlich aufraffen konnte, darüber zu sprechen. Hans-Jürgen brachte mich zu meiner Frauenärztin in Lindlar. Obwohl ich sie seit Jahren kannte, fand ich kaum Worte, um ihr meine Beschwerden erklären zu können. Ich schämte mich, so hilflos vor ihr zu hocken. Was sollte sie nur von mir denken? Nach der Untersuchung teilte sie mir behutsam mit, ich müsse mich einem kleinen Eingriff unterziehen. Ich sah all meine Befürchtungen bestätigt – trotz ihrer Beteuerungen, es sei nichts Schlimmes. Ich konnte mich nicht darauf konzentrieren, was ich nun im Einzelnen tun müsse und ich bat sie, Hans-Jürgen, der im Wartezimmer saß, dazuzuholen. Alles Weitere besprach sie mit ihm. Sie erledigte alle Formalitäten für uns und am nächsten Tag hatte ich schon einen Termin im Krankenhaus Porz. Wir entschieden uns für dieses Krankenhaus, weil die Oberärztin des Alexianer-Krankenhauses dessen Patienten psychisch betreute.

Am Tag vor meiner Einweisung gab ich meinen Ausstand, als ginge ich für immer. Ich spendierte zwei Torten, die Hans-Jürgen gekauft hatte, zum Nachmittagskaffee. Die Schwestern beschwichtigten mich: „Aber Sie sind doch in ein paar Tagen wieder hier." Das konnte ich mir nicht vorstellen, ich war wieder in ein Tief gestürzt.

Der kantige Hochbau des Porzer Krankenhauses ragte weit über den Rhein. Hier sollte ich mich zurechtfinden? Ich wurde in einem Dreibettzimmer mit Toilette und Waschnische untergebracht. Vom Fenster aus blickte ich in einen sommerlichen Park. Ich unterhielt mich mit meinen Bettnachbarinnen, ging zu den Krankenschwestern auf den Flur, erkundigte mich, wann ich duschen könnte und tat es auch tatsächlich. Auch die Vorgespräche mit den Ärzten stand ich einigermaßen aufmerksam durch. Das hätte ich alles nicht tun können, wenn meine Depressionen zu dieser Zeit nicht schon schwächer ausgeprägt gewesen wären als zuvor, wie ich rückblickend erkannte. Hans-Jürgen hatte mich morgens gebracht und besuchte mich abends noch einmal. Wir gingen hinunter in dem Park. Auf dem Hin- und Rückweg erklärte er mir immer wieder, welchen Weg ich zu nehmen hätte. Wir übten meine Zimmernummer. Dann setzten wir uns auf eine Bank und mich überkam hemmungsloses Weinen. Ich weiß nicht, ob meine Angst vor der kleinen Operation so groß war oder ob meine Tränen wieder einen Stimmungswechsel ankündigten. Denn als ich am nächsten Tag aus der Narkose erwachte, ging es mir blendend – physisch und psychisch!

Heute weiß ich, dass meine Stimmung nicht ausgeglichen war, es ging mir zu gut. Ich war fast euphorisch! Wegen weiterer Untersuchungen blieb ich bei bester Laune vierzehn Tage in diesem Krankenhaus. Ich spazierte oft im Park umher, allein oder mit einer Bettnachbarin. Ich genoss vom großen Flurfenster aus den Blick auf den Rhein, sah den Schleppkähnen und Motorbooten zu. Angeregt unterhielt ich mich mit den Stationsschwestern und mit anderen Patienten, die ich auf dem Flur traf. Ich ging allein in die riesengroße Cafeteria im Souterrain und aß mit großem Appetit. Sogar die Umgebung des Krankenhauses erforschte ich. Ich freute mich auf die Besuche von Hans-Jürgen und Moritz. Krimis zu verschlingen machte mir wieder Spaß und selbst schwierige Kreuzworträtsel löste ich mühelos. Genüsslich sah ich abends vom Bett aus fern. Damals habe ich die Sendung *Hinter Gittern* kennengelernt, die meine Bettnachbarinnen so gern sahen. Sie hatten gerade Krebsoperationen überstanden und ich sprach ihnen Mut zu!

Es war sommerlich warm geworden und ich bat Moritz, mir in unserem Kaufhaus in Lindlar etwas Leichtes zum Anziehen zu kaufen. Meine Kleidergröße kannten wir inzwischen. Mein Sohn brachte mir zwei bunt gemusterte Hosenanzüge mit, die mir sehr gefielen. Ich fühlte mich chic. Hin und wieder fragte ich zwar die Ärzte, wann ich denn nun entlassen werden würde, aber es war mir nicht wirklich wichtig. Mir war sehr behaglich in diesem Krankenhaus und ich wäre auch noch länger geblieben. Da mir aber rein gar nichts mehr fehlte, wurde ich nach vierzehn Tagen nach Hause geschickt.

Es war Freitagvormittag und ich hätte gleich das Wochenende beginnen können. Aber ich war unternehmenslustig und
wollte unbedingt zeigen, wie gut es mir ging. Also ließ ich
mich von Hans-Jürgen in die Tagesklinik fahren.

Therapien im Auf und Ab der Stimmungen

Leider hielt meine gute Stimmung nicht an. In den folgenden
Monaten wechselten sich noch oft gute und schlechte Phasen
ab. Deshalb empfand ich auch die Therapien, je nachdem in
welcher Verfassung ich war, recht unterschiedlich.

Die Leiterin der Tagesklinik führte regelmäßige Gespräche
mit mir. Wir saßen uns in ihrem Besprechungszimmer an
einem kleinen Tisch gegenüber und ich versuchte, meinen Zustand zu beschreiben. Anfangs klagte ich meist, wie schlecht
es mir gehe. Ich fühlte mich von der Therapeutin verstanden,
doch ihren Beteuerungen, dass ich wieder gesund werden
würde, glaubte ich natürlich lange nicht. Als es mir besser
ging, fing ich an, aus meinem Leben zu erzählen. Ich suchte
nach Gründen für meine Depression. Schicksalsschläge, Un-
fälle oder Krankheiten, die mein seelisches Gleichgewicht gestört haben könnten, kamen mir im Verhältnis zu dem, was
ich von anderen Patienten gehört hatte, unbedeutend vor. Immer wenn ich davon berichtete, schob ich nach: „Das habe ich
aber ganz gut verdaut!" Die Antwort der Therapeutin: „Ich
glaube, Sie haben nicht alles verdaut", konnte ich erst viel später verstehen.

Sehr weit kamen wir mit der Analyse meiner Biografie nicht,
weil sie immer wieder unterbrochen wurde durch meine er-

neuten Abstürze. Dann war mein Geist wieder so eingeengt, dass ich kaum mitarbeiten konnte. Später war ich sehr damit beschäftigt, mich darüber zu freuen, dass es mir gut ging. Ich sprach lieber von meinen Zukunftsplänen als von der Vergangenheit. Das Wichtigste war mir, mein normales Leben wieder aufzunehmen. Darüber hinaus wollte ich aber auch einiges ändern. Vor allem wollte ich Malen, Schreiben und Literaturkurse besuchen, endlich Dinge tun, zu denen ich nie genügend Zeit gehabt hatte. Vielleicht könnte ich auch wieder als Dozentin an der Volkshochschule tätig sein und und und ... Die Therapeutin unterstütze mich in meinem positiven Denken, ermahnte mich aber auch, nicht gleich alles auf einmal in Angriff zu nehmen. Denn Stress sollte ich nach Möglichkeit vermeiden.

Neben den Beschäftigungs- und Gesprächstherapien spielte die medikamentöse Behandlung eine große Rolle. Ohne Medikamente kam anfangs niemand von uns aus. Einmal in der Woche hielt die Oberärztin der Klinik mit der Leiterin der Tagesklinik und einer Schwester eine medizinische Sprechstunde ab. Wir berichteten, wie wir uns fühlten und es wurde beratschlagt, ob die Medikation beibehalten oder verändert werden sollte. Erst im Rückblick ist mir das klar geworden, dass sie innerhalb weniger Wochen Medikamente fanden, auf die ich ansprach. Immer wieder versuchten sie, mich zu trösten: „Es wird Ihnen bald wieder besser gehen, jede Depression hört einmal auf." Auf mich trifft dieser Satz nicht zu. Sie will es mir nur nicht sagen, davon war ich fest überzeugt.

Wenn es mir schlecht ging, glaubte ich, dass weder die medikamentöse Behandlung, noch die Psychotherapie oder die verschiedenen Beschäftigungstherapien etwas an meinem Zustand ändern könnten. Dennoch nahm ich – gestützt durch den strukturierten Tagesablauf – an allen Therapien teil.

In die Tagesklinik kamen Menschen mit den verschiedensten psychischen Störungen. Sie litten unter Psychosen oder Panikattacken, waren manisch-depressiv oder nur depressiv. Allen war gemeinsam, dass sie mit den kleinsten Anforderungen des Alltags nicht allein zurechtkamen. Das Team der Tagesklinik versuchte, noch vorhandene Fähigkeiten zu stärken oder verschüttete wiederzuerwecken.

War ich in einem Tief, konnte ich mich nach wie vor nicht konzentrieren. Ich konnte mir kaum etwas merken, geschweige denn lesen oder fernsehen. Während Hans-Jürgen in der Klinik in H. auf die Frage, was man denn dagegen tun könne, eine sehr unbefriedigende Antwort erhalten hatte, wurden hier in Porz verschiedene Methoden angewandt, um unsere geistigen Kräfte zu mobilisieren. Zum Beispiel führte eine Schwester mit uns einfache Übungen durch, die mit Beschreiben, Beobachten, Erkennen und Verhalten zu tun hatten.

Zuerst habe ich die Teilnahme an diesem Training als große Belastung empfunden und geglaubt, ich könne nicht den geringsten Beitrag zur Lösung der Aufgabe leisten. Wir setzten uns zu viert in einem Werkraum um einen Tisch. Dann stellte die Krankenschwester zum Beispiel eine Blumenvase auf den Tisch, verteilte Stifte und Papier und bat uns, diese Vase stichwortartig zu beschreiben. Das klingt ganz einfach, war aber geistige Schwerstarbeit für mich. Von mir aus hätte ich diesen Versuch sofort abgebrochen, aber unter dem sanften Zwang der Schwester versuchte ich es doch. Nachher hatte ich tatsächlich ein paar Wörter gefunden: Grünes Glas, dickbauchig, kräftige Öffnung, halb voll mit Wasser, mit roten Tulpen ... Wir tauschten unsere Notizen aus und alle zusammen hatten wir die Vase dann doch ganz gut erfasst. Auf diese Weise wurden wir dazu gebracht, uns auf einen Gegenstand zu konzentrieren, ihn zu beschreiben und danach unsere Beobachtungen auch noch mit anderen zu besprechen.

Eine andere Übung bestand darin, dass wir ein Wort, zum Beispiel „Wasser" vorgegeben bekamen und daraus viele andere, etwa Regenwasser, Wassertopf, Wasserstrahl, Waschwasser ... bilden und aufschreiben sollten. Nicht nur mein Denken war eingeschränkt, ich konnte auch nur langsam und krakelig schreiben. Trotzdem brachte ich meist ein paar Begriffe zustande. In meinen schlechten Phasen konnte ich mich nicht darüber freuen, aber ich nahm doch zur Kenntnis, dass ich nicht völlig versagte.

Sobald es mir gut ging, war ich kaum zu bremsen, so sprudelten die Ideen aus mir hervor. Bei einer Sitzung, bei der es mir plötzlich besser ging, fielen mir so viele Wörter ein, dass ich nicht aufhören konnte, zu schreiben. Mein Kugelschreiber flog über die Seiten. Ich freute mich und war überwältigt von meinem plötzlichen Können. Ich glaube, mit meiner Wortlawine habe ich die übrigen Teilnehmer eingeschüchtert. Sie hatten, wie es mir vorher ja auch ergangen war, nur mühsam etwas aufs Papier gebracht.

Ein andermal teilten wir uns in zwei Gruppen zu fünf oder sechs Personen auf. Mit einem großen Blatt Papier und bunten Stiften ausgerüstet, begaben sich die einen in den Aufenthaltsraum, die anderen in den Ruheraum. Wieder bekamen wir ein Wort vorgegeben, beispielsweise „Kommunikation". Hierzu sollten wir nun innerhalb von zwanzig Minuten so viele Begriffe sammeln, wie uns einfielen. Es gab eine Rollenverteilung in der Gruppe: Einer schrieb und ordnete die ihm genannten Wörter (zum Beispiel unter verbale und nonverbale Kommunikation), ein anderer trug sie später vor. Alle zusammen bemühten wir uns um Einfälle zu diesem Thema. Oft konnte ich nur stumm dabeisitzen. Die Gruppe erkannte das sehr schnell und ließ mich in Ruhe.

Ein andermal war ich die Wortführerin. Wenn die Zeit um war, trafen sich die beiden Gruppen wieder im Therapieraum. Die Schwestern, oft auch die Sozialarbeiterin, waren dabei. Wir hefteten unsere Listen an die Wand und die beiden Wortführer trugen nacheinander vor und erläuterten die Stichpunkte, schrieben neue Wortbeiträge aus der Runde dazu. Daraus entstanden Diskussionen, die uns immer von den an sich neutralen Begriffen zu unseren Krankheiten und Befindlichkeiten führten. Jemand sagte etwa zum Stichwort „verbale Kommunikation", dass er große Schwierigkeiten habe, auf Menschen zuzugehen, sich nicht traue, jemanden anzusprechen und um Hilfe zu bitten. Dass er Angst habe, abgewiesen zu werden. Ein anderer schlug dann vielleicht vor: „Dann nutz doch die nonverbale Kommunikation. Lächle ein bisschen, vielleicht hast du dann mehr Erfolg. Du siehst immer so ernst aus."

Wenn es mir gut ging, machten mir diese Trainingstunden viel Spaß und ich war eifrig bei der Sache. Ich atmete auf: Mein Geist arbeitet wieder normal. Ich bin ja doch nicht verrückt! Die Kopfarbeit war sehr wichtig für mich, wenn ich es auch nicht immer gleich spüren konnte. Es waren wirkliche Erfolgserlebnisse. Wenn mich Hans-Jürgen abends abholte, berichtete ich ihm ausführlich, wie „gut" ich gewesen sei. An diesen Tagen war ich sehr zufrieden mit mir. Aber viele der Stunden habe ich wie durch einen Nebel wahrgenommen.

Wir übten nicht nur, mit Wörtern umzugehen, sondern lernten auch, in Rollenspielen unser Verhalten zu verändern. Einmal sollte ich meinen imaginären reservierten Platz im Zugabteil beanspruchen. Wir hatten jeweils drei Stühle gegenübergestellt, auf denen „Reisende" saßen. Mein Platz war besetzt! Stur wiederholte ich: „Ich habe für meine Reservierung bezahlt, der Platz steht mir zu." Kein Gegenargument ließ ich gelten. Ich spielte meine Rolle so gut, dass meine Mitpatientin aufstand, und mir den Stuhl überließ. In der Abschlussrunde sagte sie, sie habe fast Angst vor mir bekommen, so energisch sei ich gewesen. Ich fühlte mich wohl an diesem Tag – sie nicht.

Eine wirkliche Auseinandersetzung mit einer Mitpatientin bekam mir weniger gut. In der Klinik gab es eine junge Frau, die auch Depressionen hatte, aber darüber hinaus wohl auch unter Verfolgungswahn litt. Sie kam zu uns in einer meiner guten Phasen und sie tat mir leid. Ich versuchte, mich ein bisschen um sie zu kümmern. In einer Gruppentherapiesitzung beschimpfte sie mich plötzlich, ich würde sie verfolgen, meine Freundlichkeit sei nicht echt, ich wolle ihr nichts Gutes ... Ich wusste nicht, wie mir geschah! Ich fühlte mich stark an jenem Tag und ließ diesen ungerechtfertigten Vorwurf nicht auf mir sitzen. Es gab eine heftige Diskussion zwischen uns beiden. Ich kam nicht auf den Gedanken, dass ihr Misstrauen mir gegenüber zur ihrer Krankheit gehörte. Auf dem Heimweg erzählte ich Hans-Jürgen von dem Vorfall und meinte, ich hätte mir das nicht gefallen lassen, es hätte mich auch gar nicht aufgeregt! Ein paar Stunden später ging es mir wieder schlecht. Meine Mitpatientin kam wieder in stationäre Behandlung. Ich fühlte mich schuldig. Aber die Schwestern versicherten mir, dass ihre erneute Einweisung nichts mir zu tun habe.

Ohne Sprache konnten wir uns dagegen in der Kunsttherapie ausdrücken. Wir durften zwischen Musik- und Kunsttherapie wählen. Nach meiner bedrückenden Erfahrung mit der Musiktherapie in H. konnte ich mich ausnahmsweise einmal sofort entscheiden – für die Kunsttherapie. Sie fand täglich außer Freitag statt. Meistens malten wir. Die Therapeutin nannte ein Thema, und wir sollten darstellen, was uns dazu einfiel.

Wenn es mir ganz besonders schlecht ging, und ich mir absolut nichts vorstellen konnte, durfte ich mich mit Mandalas beschäftigen. Mandala bedeutet Kreis. Abstrakte Formen, Ornamente oder auch Darstellungen von Menschen, Tieren oder Blumen werden symmetrisch im Kreis um den Kreismittelpunkt angeordnet. Im Buddhismus und Hinduismus zum Beispiel hatten Mandalas eine religiöse Bedeutung. In der Psychologie werden sie eingesetzt, um die Konzentrationsfähigkeit zu steigern, Stress abzubauen und kleine Erfolgserlebnisse zu vermitteln. In Porz gab es eine große Auswahl von vorgedruckten Mandalas. Es fiel mir immer wieder schwer, aus der Menge der Muster eines für mich herauszusuchen und unterschiedliche Stifte und Farben einzusetzen. Dennoch haben mir die Mandalas oft geholfen, überhaupt etwas zu tun. Ich konnte mich an den klaren Linien orientieren und musste die Flächen dazwischen nur bunt ausmalen. Hätte man mich gelassen, hätte ich mich nur damit befasst.

Am Ende jeder Kunsttherapie setzten wir uns zusammen. Jeder sagte etwas zu seinem Bild und wie es ihm beim Malen ergangen war. Die Mitpatienten konnten ihre Meinung zu den Werken der anderen äußern. Ich habe mich gewundert, dass sie aus meinen Bildern tatsächlich Schmerz, Wut, Angst, aber auch Freude herauslesen konnten. Ich selbst dachte, meine Bilder sagten nichts aus.

Während der Kunsttherapie lief oft im Hintergrund Musik. Auf die meisten Patienten wirkte sie beruhigend. Mir tat sie immer noch nicht gut. Häufig wurden klassische Stücke gespielt. Wie war es möglich, dass ich hier Mozart hörte? In meinem früheren Leben habe ich ihn geliebt. Niemals wird es wieder so sein wie damals. Warum belästigt man mich damit?, grübelte ich. Gott sei Dank fragte uns eines Tages die Therapeutin, ob uns Musik angenehm sei. Ich traute mich endlich zu sagen, was ich empfand. Mit Rücksicht auf mich blieb der CD-Spieler von da ab ausgeschaltet.

Meist arbeitete jeder für sich, es gab aber auch gemeinsame Projekte. Dann saßen mehrere Patienten an einem Bild. Beim Thema „Sommerlandschaft" etwa malte einer den Baumstamm und die Äste, der Zweite die Blätter, der Dritte die Äpfel oder Birnen, der Vierte die Wiese und die Schmetterlinge ... Anschließend besprachen wir, wie wir uns bei dieser Teamarbeit gefühlt hatten. Wichtig für die Beurteilung war, ob jeder selbstständig gearbeitet hatte, ob man tonangebend oder eher zögerlich war, sich den anderen unterordnete oder helfend eingriff. Nach einer dieser Aktionen beschwerte sich eine Mitpatientin, ich hätte sie bevormunden wollen und ihr ständig gesagt, was sie tun solle. Sie hatte recht! Mir ging es gut an diesem Tag – zu gut. Ich hätte das ganze Bild am liebsten allein gemacht. Die anderen waren mir zu langsam, ich hatte so viele Ideen, die ich alle umgesetzt sehen wollte. Die Mitpatientin hat sich aber von mir nicht beeinflussen lassen und ihren Teil der Aufgabe allein erledigt.

Auch an eine andere Gemeinschaftsarbeit erinnere ich mich: Wir saßen zu viert am Tisch, auf den eine große Platte gelegt wurde. Darauf sollte ein Dorf, eine Stadt oder eine Siedlung aus Ton errichtet werden. Jedem wurde ein Sektor zugeteilt, den es schnell zu bebauen galt. Wenn möglich, sollten wir unsere Bautätigkeit noch in das Territorium des Nachbarn ausdehnen. Ich befand mich damals in einer meiner guten Phasen und baute, was das Zeug hielt, Häuschen, eine Kirche, Bäume und Mauern gegen eventuelle Eindringlinge. Als die Zeit um war, hatte ich die Grenzen meines Gebietes schon weit überschritten. Ich war sehr mit mir zufrieden.

Unsere Bilder signierten wir, versahen sie mit dem Datum und bewahrten sie in einer großen Mappe im Materialschrank auf. Am Anfang dachte ich: Wozu soll ich all diese schrecklichen Kritzeleien aufheben? Ich hätte sie am liebsten sofort vernichtet. Jetzt bin ich froh, dass ich es nicht getan habe. Bei der Schlussbesprechung, ein paar Tage vor meiner Entlassung, habe ich zusammen mit der Therapeutin alle Bilder auf dem Fußboden ausgebreitet, noch einmal betrachtet und analysiert. Ich war sehr erstaunt, was jetzt auch mir meine eigenen Zeichnungen verrieten. Zum Beispiel habe ich in den ersten Monaten nie Menschen gemalt. Als es mir wieder besser ging, habe ich einmal unser Dorf gezeichnet: Ich stand vor unserem Haus und sah den Nachbarn entgegen, die aus ihren Türen getreten waren und auf mich zukamen. Was für ein Fortschritt: Ich konnte mir wieder Kontakte mit den Personen vorstellen, denen ich monatelang ängstlich aus dem Weg gegangen war!

Ich hatte es bis dahin nicht für möglich gehalten, dass man die Stimmung meiner Seele an meinen Bildern ablesen könnte.

Welch ein Unterschied zwischen dem wurzellosen *Wunderbaum* mit nur einem Blatt vom ersten Tag in der Tagesklinik und dem *Feuerwerk*, das gegen Ende meines Aufenthaltes in Porz entstand.

Als ich *Feuerwerk* machte, hatte ich schon einige Phasen des Normalseins und des erneuten Absturzes hinter mir. Es ging mir noch nicht wirklich gut, aber doch wesentlich besser. Ich selbst merkte das nicht, aber die Menschen, die mich beobachteten, stellten positive Veränderungen fest. Ich war nicht mehr so unsicher, stellte weniger Fragen und handelte etwas selbstständiger. Wir hatten keine thematischen Vorgaben zu diesem Bild, wir sollten mit den Händen einen großen Bogen Papier mit Leim bestreichen und dann Farbe in diesen glitschigen Untergrund mischen. Das machte mir Spaß! Ich kleckste die Farben aus großen Tuben in den Kleister. Mit den Fingern und mit großen Pinseln verteilte ich sie auf dem Papier. Ich achtete sogar darauf, nicht alle Farben miteinander zu vermischen und dadurch ein unansehnliches Grau zu erzeugen. Das wollte ich nicht! Die Leuchtkraft von Rot, Grün, Gelb oder Blau sollte erhalten bleiben! Wenige Wochen vorher wären mir solche Überlegungen noch vollkommen egal gewesen. Als ich ein paar Tage später den Kunsttherapieraum betrat, leuchtete mir mein Bild gerahmt und hinter Glas entgegen. Es stand mit anderen Exponaten auf dem Boden des Ateliers. Ich war beeindruckt und ziemlich stolz. Wenn ich es heute betrachte, denke ich an wärmendes Feuer, Licht, wirbelndes Feuerwerk, sprühende Lava. Damals hatte ich nichts dergleichen im Sinn.

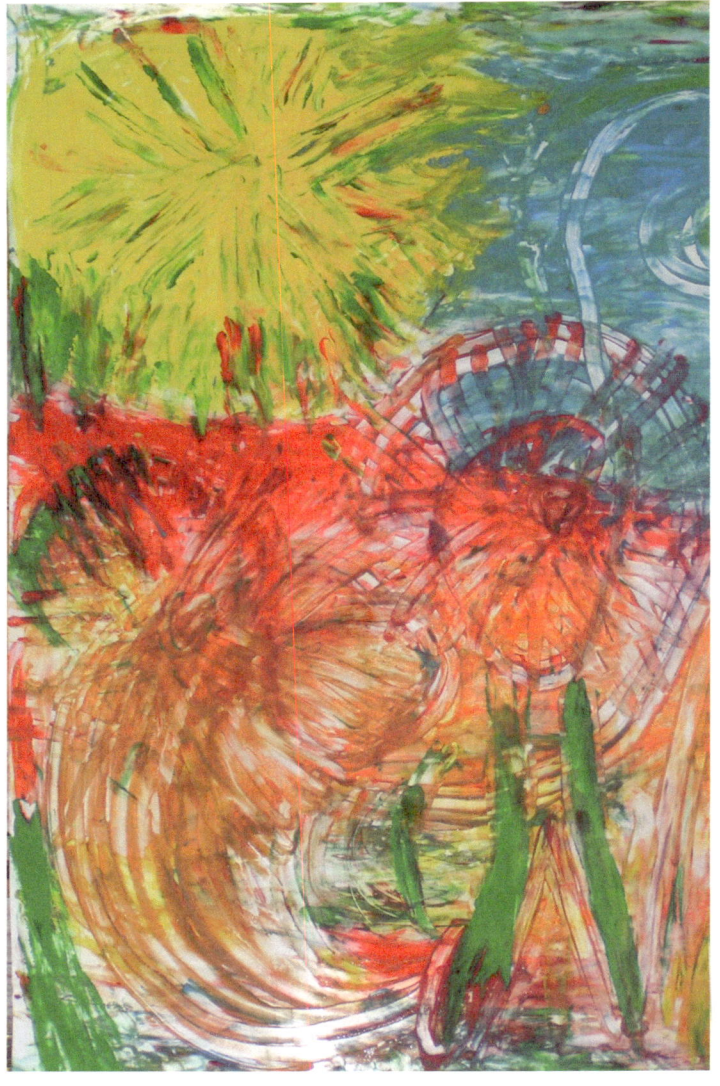

Auch die Bewältigung ganz alltäglicher Dinge hatte für uns therapeutische Bedeutung. So kochten wir gemeinsam in der großen Küche der Tagesklinik. Sie war ausgerüstet mit einem Kühlschrank, einem Elektroherd, einer Spülmaschine und einer Spüle. Außerdem gab es eine Kaffeemaschine und einige Geschirrschränke. Die Ecke neben der Tür füllte eine Sitzecke mit einem großen Küchentisch, hinter dem ein Regal mit vielen Kochbüchern stand. Hier versammelten sich Freitagnachmittag die Mitglieder der jeweiligen Kochgruppe, um zu beratschlagen, was am Dienstag gekocht werden sollte. Jeweils sechs Patienten hatten alle vierzehn Tage die Aufgabe, für sich eine vollständige Mahlzeit zuzubereiten. Wir bekamen einen bestimmten Betrag, mit dem wir auskommen mussten. Hatten wir uns auf ein Gericht geeinigt, wurden die Aufgaben verteilt: Zwei Leute mussten einkaufen gehen, zwei Gemüse putzen oder Kartoffeln schälen, zwei übernahmen das Kochen und Braten. Meist war eine Schwester mit uns in der Küche. Sie ließ uns selbstständig arbeiten und half nur, wenn es nötig war.

Oft war ich kaum in der Lage, auch nur eine Kartoffel zu schälen, ohne x-mal nachzufragen, ob ich es auch richtig machte. Meist habe ich für den Nachtisch gesorgt. Wir entschlossen uns häufig zu *Paradiescreme*. Das ist fertiges Puddingpulver, das man nur noch mit Milch zusammenrühren muss. Anschließend stellt man die Creme in den Kühlschrank, bis sie fest geworden ist. Selbst diese einfache Arbeit hat mich fast überfordert. Immer wieder musste ich die Gebrauchsanweisung lesen.

Es ergab sich, dass immer ein paar Leute von sich aus die Verantwortung übernahmen, sehr aktiv und konzentriert arbeiteten und die Mutlosen mitzogen. Ich habe mich sehr gewundert, dass manche trotz ihrer Krankheit so leistungsstark sein konnten. Nie habe ich erlebt, dass sie ungeduldig wurden oder mir meine Langsamkeit und Unbeholfenheit vorwarfen. Gemeinsam gelang es uns jedes Mal, rechtzeitig eine leckere Mahlzeit auf den Tisch zu bringen.

Im Sommer veranstalteten wir im Garten unserer Villa eine Grillparty. Wir trugen Tische und Stühle hinaus. Es gab frische Salate, aufgebackenes Fladenbrot, selbst gemachten Zaziki und verschiedene Soßen zu Grillwürstchen und Koteletts. Vielleicht hatte mich die Aussicht, besonders viel essen zu müssen, aufgeregt. Mir ging es an diesem Vormittag so schlecht, dass ich mich auf das kleine Sofa im Speisezimmer legen musste und eine Bedarfsmedikation bekam. Nach einer Weile war ich zumindest wieder so weit hergestellt, dass ich ein paar Schüsseln nach draußen tragen konnte. Während die meisten meiner Mitpatienten die Feier genossen und ordentlich zulangten, fühlte ich mich von den Fleisch- und Salatbergen bedrängt und tat nur so, als würde ich etwas essen.

Nachdem ich wieder zu Hause war und selbstständig planen, einkaufen und kochen konnte, habe ich noch oft die Kochgruppe vor Augen gehabt. Ich habe sogar ein paar Tricks gelernt und behalten. Gelegentlich rühre ich auch heute noch *Paradiescreme* an, die ich vorher nicht kannte. Und ich denke dann: Die Schwestern würden sich freuen, wenn sie sehen könnten, wie gut ich jetzt wieder kochen kann!

Unsere Therapien und Unternehmungen beschränkten sich nicht nur auf das Klinikgelände. Gemeinsam planten wir Außenaktivitäten. Alle vierzehn Tage unternahm eine Gruppe zusammen mit einer Schwester und einem Praktikanten Ausflüge in die nähere Umgebung. In meinen schlechten Phasen hatte ich auch davor große Angst. Man versuchte mich zu beruhigen, es würde schon klappen, ich bräuchte keine Angst zu haben, ich wäre ja nicht allein. Wenn es gar nicht anders ginge, könne ich in der Klinik bleiben. Nach langem Zaudern bin dann doch immer mitgegangen und entgegen meinen Befürchtungen jedes Mal wieder heil zurückgekommen. Im Sommer fuhren wir oft mit einem kleinen Bus, den eine der Schwestern steuerte, in die Groov in Porz zum Minigolfspielen. Ich erreichte immer die schlechteste Punktzahl – aber es war schon ein Erfolg, dass ich überhaupt mitmachte. Dieses Erholungsgebiet direkt am Rhein kannte ich noch nicht. Damals konnte ich die knorrigen Bäume am Ufer und den Schiffsbetrieb auf dem Rhein nicht genießen. Das war mir alles gleichgültig. Heute starten Hans-Jürgen und ich von Porz aus meist unsere Fahrradtouren, weil es dort im Gegensatz zum Oberbergischen Land keine Steigungen zu bezwingen gibt.

Auch von der Klinik aus konnten wir den Rhein schnell erreichen. Wir mussten nur die Hauptverkehrsstraße überqueren, dann führte eine kleine Gasse direkt ans Wasser. Manchmal spazierten wir einfach nur am Ufer entlang. Nachdem der Fluss mal wieder über die Ufer getreten war, hatten wir die Aufgabe, angeschwemmtes Holz und anderes Treibgut zu sammeln und aus unseren Funden ein Kunstwerk zu kreieren. An einen starken Ast mit ein paar Zweigen hängten wir Coladosen, Glasflaschen, Blätter und Federn, und krönten das Ganze mit bunten Tüchern. Dieses Gebilde stellten wir im Garten der Tagesklinik auf. Es hätte auch gut als Vogelscheuche dienen können.

Nach Köln fuhren wir mit der Straßenbahn. Wir besichtigten das Museum Ludwig in der Nähe des Domes, das Museum für ostasiatische Kunst am Aachener Weiher und andere kulturelle Einrichtungen. An die Ausstellungen selbst kann ich mich kaum erinnern, wohl aber an das Labyrinth der Räume. Ich war ängstlich darauf bedacht, den Anschluss an meine Gruppe nicht zu verlieren, was mich daran hinderte, die Exponate zu betrachten. Erst im Nachhinein weiß ich zu schätzen, dass uns selbst auf kulturellem Gebiet einiges geboten wurde. Eine Führung ganz besonderer Art durch die Altstadt von Köln übernahm ein Mitpatient. Wir lernten historische und aktuelle Treffpunkte von Homosexuellen kennen. Auch zeigte er uns Plätze, an denen sie im Laufe der Geschichte verfolgt und umgekommen waren. Nie hätte ich Köln unter diesem Aspekt betrachtet! An diesem Tag ging es mir sehr gut, ich genoss die sommerliche Großstadt und ließ mich durch die vielen Menschen nicht im Geringsten verunsichern. Wir beendeten unseren Ausflug mit einem Rheinspaziergang. Ich schleckte mit großem Vergnügen ein Eis. Zwischendurch rief ich Hans-Jürgen an, um ihm mitzuteilen, wie gut es mir ging. Das Einzige, worüber ich jammern konnte, waren meine Füße, die mir vom vielen Herumlaufen wehtaten.

Die Auffassung vom Einklang zwischen Körper, Geist und Seele wurde auch bei den Alexianern beherzigt. Körperliche Entspannung und Ertüchtigung sollten zu unserem Genesungsprozess beitragen. In H. war ich seelisch und körperlich noch zu verkrampft und unruhig gewesen, um am autogenen Training, das ich normalerweise beherrsche, teilzunehmen. In Porz lernte ich jetzt die progressive Muskelentspannung nach Jakobsen. Wir setzten uns gruppenweise in „meinen" Ruheraum. Eine Krankenschwester sprach uns mit sanfter Stimme die Formeln vor. Zum Beispiel: „Beobachten Sie, wie sich die Ruhe ausbreiten kann." Jeder einzelne Muskel wurde angesprochen und wir versuchten, uns willentlich zu entspannen. Es gelang mir mal besser und mal schlechter. Zu Anfang war es schon ein Erfolg, dass ich es aushalten konnte, sitzen zu bleiben. Gegen Ende meines Aufenthaltes in Porz entspannte ich mich so gut, dass ich, wenn wir die Übungen im Liegen machten, einschlief und durch mein Schnarchen die Mitpatienten störte. Heute kombiniere ich das autogene Training mit Jakobsens Muskelentspannung und mache jeden Mittag meine Übungen. Gerade bei dem Satz: „Ich kann mich noch mehr entspannen" merke ich deutlich, wie mein Körper nachgibt und in einen schlafähnlichen Zustand gleitet. Jedes Mal bin ich erstaunt, dass ich mich innerhalb von ein paar Minuten wieder frisch fühle.

Einmal in der Woche wurde uns auch eine Sporttherapie angeboten. In einem Nebengebäude, in dem chronisch Kranke lebten, war unterm Dach eine große, helle Turnhalle eingerichtet. In der Eingangshalle und in den krankenhausähnlichen Fluren saßen offensichtlich psychisch schwer gestörte, meist ältere Patienten und beobachteten uns. Ich dachte: Ob ich auch mal hier enden werde?, und stieg schnell in den Fahrstuhl. Einigen begegnete ich öfters im Park, beim Essenholen oder in den Gängen des Hauptgebäudes. Wir begrüßten uns bald wie alte Bekannte. Als es mir besser ging, dachte ich: Wie gut, dass sie hier behütet leben können.

Turnen war mir nicht besonders angenehm, weder in guten noch in schlechten Zeiten. Ich bin kein sportlicher Mensch und hatte mich jahrelang, eher jahrzehntelang, körperlich nicht mehr allzu sehr angestrengt. Ich kam mir steif und ungelenk vor und schwitzte vor Schwäche und wegen der Medikamente sehr stark. Auch das Umziehen war mir furchtbar lästig. Wir machten gymnastische Übungen auf dem Boden oder trugen Wettkämpfe mit dem Ball aus. Wenn es mir gut ging, bemühte ich mich dazu beizutragen, dass meine Mannschaft gewann. Im Sommer verlegten wir bei schönem Wetter unser Training auf die Wiese vor der Tagesklinik, wo ein paar Bäume Schatten spendeten. Trotzdem litt ich sehr unter der Hitze. Zwar habe ich das Turnen nicht gemocht, aber es hat sicherlich mit dazu beigetragen, meine körperliche Erstarrung zu lösen.

Viel angenehmer war mir dagegen das Schwimmen. Es ist auch heute noch der einzige Sport, den ich wirklich mag. Ende des Sommers 1999 fühlte ich mich stark und meldete mich freiwillig an. Als ich dann das erste Mal zusammen mit anderen zum Bad hinüber ins Hauptgebäude ging, überfiel mich wieder Schwermut. Unser Weg führte durch verwinkelte Kellergänge, über uns schlängelten sich große Heizungsrohre. Warum standen überall Katzenklos auf dem Boden? Später konnte ich es mir erklären: Die Katzen werden dort als Mäusefänger eingesetzt! Vor der Schwimmhalle am Ende eines endlos langen Ganges mussten wir ein paar Minuten warten, bis die Therapeutin uns aufschloss. Mir war unheimlich zumute.

Gut beleuchtet, mit dem grün schimmernden Wasser und einem Fenster wie ein Bullauge wirkte das Bad selbst auf mich einladend. Vertrauter Chlorgeruch stieg mir in die Nase. Fast schwerelos glitt ich durch das Wasser. Mein alter Badeanzug schlotterte um meinen Körper. Das war mir nicht aufgefallen, bis eine Mitpatientin rief: „Mensch, bist du dünn!" Ich war weder froh noch glücklich, aber ich merkte doch, dass mir die Bewegung im Wasser gut tat. Es stärkte mein Selbstbewusstsein, dass ich noch schwimmen konnte. Kaum war ich aus dem Becken gestiegen, trieb mich wieder die Furcht, mich nicht schnell genug anziehen zu können. Ich traute mich nicht, auch noch meine Haare zu föhnen – ich musste mit den anderen zurück durch die Kellergänge! Also schlang ich mir ein Handtuch um den Kopf und trocknete meine Haare später in der Tagesklinik im Abstellraum hinter der Küche.

In der Abschlussrunde erzählte ich von meinem Erfolgserlebnis, aber auch von meinem Unbehagen in den Gängen. Eine Mitpatientin, die auch mit Schwimmen gewesen war, beschwerte sich, ich hätte meine Angst auf sie übertragen. Ich nahm diese Äußerung schuldbewusst zur Kenntnis. Aber die Therapeutin machte uns klar, dass Angst nicht übertragbar sei, dass jeder nur seine eigene Angst empfinden könnte.

Wochenenden

Auch die Wochenenden verliefen unterschiedlich. Ging es mir schlecht, verbrachte ich sie ähnlich wie während meines Aufenthaltes in H. Hans-Jürgen oder Moritz holte mich Freitagnachmittag ab. Wenigstens die langen Autofahrten blieben uns jetzt erspart. Zu Hause angekommen, verkroch ich mich möglichst bald in meine Sofaecke – ängstlich und nicht fähig, irgendetwas zu tun.

Wenn es mir gut ging, unternahmen Hans-Jürgen und ich längere Spaziergänge. Wir fuhren sogar nach Porz. Ich wollte ihm die Groov zeigen. Offensichtlich hatte mein Gehirn trotz der dunklen Stimmung, in der ich die Ausflüge von der Klinik aus dahin unternommen hatte, gespeichert, wie schön diese Gegend ist.

An einem Samstag im Juli 1999 fand auf dem Gelände des Alexianer-Krankenhauses ein großes Sommerfest statt. Ich lud Hans-Jürgen ein, mit mir dorthin zu gehen. Es gab Stände mit Körben, Fußbänken, restaurierten Schränken und anderen von den Patienten hergestellten Dingen und reichlich zu essen und zu trinken. Wir trafen einige meiner Mitpatienten und unterhielten uns mit der Oberärztin, den Therapeutinnen und Krankenschwestern, die an den Ständen arbeiteten. Ich amüsierte mich.

In dieser Zeit fühlte ich mich so stark, auch wieder Einladungen anzunehmen. An einem Freitag im Juli wollten wir den Geburtstag eines Nachbarn feiern. Ich freute mich darauf, allen zeigen zu können, dass es mir wieder gut ging. Nachmittags zu Hause hatte ich plötzlich das Bedürfnis, mich hinzulegen. Es fiel mir schwer, rechtzeitig aufzustehen und mich fertig zu machen. Jetzt merkte ich, dass sich wohl wieder ein Rückfall ankündigte. Dennoch ließ ich mich von Hans-Jürgen dazu bewegen, mitzugehen. Tatsächlich konnte ich es ertragen, in der Runde der Nachbarn zu sitzen. Wenn sie über meinen Zustand erschraken, so ließen sie es sich nicht anmerken. Ich konnte sogar ihren Gesprächen folgen und zwang mich, hin und wieder auch etwas zu sagen. Damals merkte ich nicht, dass ich diesmal weniger tief gefallen war. Den Rest des Wochenendes verbrachte ich wieder tatenlos auf dem Sofa.

Ich erinnere mich auch an unser Dorffest. Seit Jahrzehnten richtet unsere Dorfgemeinschaft Anfang September ein großes Fest im Freien aus, zu dem Besucher aus der Umgebung strömen. Wir grillen, frittieren, zapfen Bier, schenken Wein aus, lassen Tanzgruppen auftreten und vieles mehr. Auch die Kinder sollen sich nicht langweilen: Sie können Ponyreiten, Torwandschießen, Dosen werfen, sich schminken lassen, Luftballons fliegen lassen. Seit mehr als zwanzig

Jahren betreue ich zusammen mit einer Nachbarin die Kinder bei ihren Malaktionen an großen Tischen. Das wollte ich 1999 auch tun. Da es mir schon wochenlang gut ging, war ich sicher, mich beteiligen zu können. Stattdessen hockte ich am Festtage wieder auf dem Sofa. „Großer Gott wir loben Dich", drang zu mir durchs Fenster. Jedes Jahr bildete ein Gottesdienst unter freiem Himmel der Auftakt zum Fest. Ich wollte auf keinen Fall mitmachen. Ich wollte allein sein. Es reichte mir, zu wissen, dass Hans-Jürgen und Moritz vor unserem Haus, also in Rufnähe, Luftballons aufbliesen. Ich ließ mich nicht dazu bewegen, mich draußen auch nur hinzusetzen. Meine Nachbarn hätten mich ja ansprechen können! Sie sollten meinen erneuten Absturz nicht miterleben. Von Zeit zu Zeit sahen mein Mann oder mein Sohn nach mir, brachten mir Würstchen und Kartoffelsalat und zum Kaffee Bergische Waffeln mit Kirschen und Sahne. Ich hatte keinen Appetit, aß aber alles brav auf. Irgendwann war auch dieser Sonntag zu Ende. Tage später ging es mir wieder gut.

Mitpatienten

Obwohl die meisten von uns Patienten in der Tagesklinik nur mäßig kontaktfähig waren, bildeten sich doch kleine Gruppen. Gemeinsamkeiten ergaben sich einerseits in den verschiedenen Therapiegruppen, andererseits schweißten uns ähnliche Leiden und Empfindungen zusammen. Genau wie in H. waren mir manche Patienten sympathisch, andere weniger. Ich glaube, wir verhielten uns toleranter zueinander, als wir das außerhalb der Klinik getan hätten. Zum Beispiel nahmen alle Rücksicht darauf, dass ich mich mittags in den

Einzelraum zurückzog, um zu ruhen. Ich habe ihn monatelang allein nutzen können. In den ersten Wochen in der Tagesklinik konnte ich mich mit niemandem näher befassen. Wenn wir im Aufenthaltsraum saßen, trug ich zuerst nicht viel zur Unterhaltung bei. Nach und nach hörte ich einige Lebens- und Leidensgeschichten. Ich selbst erzählte anfangs nur sehr wenig über mich. Ich antwortete lediglich auf Fragen. Im Laufe der Zeit ergab sich ein etwas näherer Kontakt zu einer jungen Frau, die mich durch ihre langen, dunklen Haare an Leonardos *Mona Lisa* erinnerte. Sie litt seit der Geburt ihres Kindes unter Depressionen. Sie glaubte, ihr Kind nicht lieben zu können, quälte sich deshalb mit Schuldgefühlen und war nicht imstande, sich um ihren inzwischen einjährigen Sohn zu kümmern. Tagsüber kam er zu einer Tagesmutter, ansonsten sorgte ihr Mann für sie und das Kind. Trotzdem dachte sie eine Zeit lang daran, ihre Familie zu verlassen. Diese Idee war nur in ihrer Depression begründet. Als es ihr wieder besser ging, konnte sie nicht mehr nachvollziehen, wie sie darauf gekommen war. Wir setzten uns oft nebeneinander und gingen gemeinsam zu den Therapien. Wir vertrauten uns, weil wir einander verstanden, wenn wir von Ängsten, von dunklen Gedanken, von Antriebs- und Schlaflosigkeit und Suizidfantasien sprachen. Mut machen konnten wir uns nicht, weil wir beide nicht daran glaubten, je wieder gesund zu werden. Sie kam mir in der ersten Zeit unseres Aufenthaltes in der Tagesklinik noch aktiver vor als ich, denn sie fuhr Auto, erledigte den einen oder anderen Behördengang selbst und machte sich Gedanken um ihre berufliche Zukunft. In den Pausen unterhielt sie sich mit den anderen Patienten. Manchmal lachte sie sogar. Dennoch ging es mit mir schneller bergauf. Während ich nach neun Monaten entlassen wurde, verfiel sie in noch tiefere Depressionen. Sie verließ die Tagesklinik, weil sie glaubte, dass man ihr dort nicht helfen könne. Sie ging in ein Krankenhaus weit weg von Köln, in dem mit alternativen Heilmethoden gearbeitet wurde, um sich Monate später enttäuscht und mutloser als je zuvor wieder in stationäre Behandlung ins Alexianer-Krankenhaus zu begeben. Ich habe sie dort besucht und konnte erfreut feststellen, dass sich ihr Zustand gebessert hatte. Als auch sie wieder zu Hause war, telefonierten wir noch ein paar Mal miteinander.

Eine etwa vierzigjährige Frau schloss sich uns an. Sie wirkte mit ihrem dunklen kurzen Bubikopf und ihren zarten Gesichtszügen wesentlich jünger. Stets verkroch sie sich bis zur Nasenspitze in ihre riesigen dicken Pullover. Sie litt an einer chronischen physischen Krankheit und außerdem seit Jahren unter starken Depressionen. In der Gruppentherapie klagte sie, dass sie von ihrem Mann verlassen worden sei, nachdem sie sein Studium finanziert habe und dann krank geworden sei. Sie arbeitete bei einer Behörde, hatte aber Angst, ihre Stelle zu verlieren, weil sie oft über Monate ausfiel. Sie fühlte sich sehr einsam und kam kaum zurecht allein in ihrer kleinen Wohnung. Eltern und Geschwister wohnten weit weg und schienen sich auch nicht sehr um sie zu kümmern. Sie erzählte, dass sie sich manchmal die Stirn an der Wand blutig stieß, nur um sich zu spüren. Sie suchte oft meine Nähe, wir saßen dann stumm zusammen oder schleppten uns durch den Park oder zu den Therapien. Nachdem es mir besser ging, lud ich sie zu mir nach Hause ein. Am vereinbarten Termin sagte sie ab, ihr erschien der Weg unüberwindbar. Das tat mir sehr leid, aber ich konnte es verstehen. Auch sie kam wieder in stationäre Behandlung bei den Alexianern, weil sich ihr Zustand verschlechtert hatte. Nach einiger Zeit glaubte sie, dass ihr dort nicht zu helfen sei, und ließ sich in einer Klinik in Bonn freiwillig mit Elektroschocks behandeln. Diese Therapiemethode ist inzwischen sanfter, als in Schauermärchen aus früheren Zeiten berichtet wird. Sie hat sie offenbar gut verkraftet, denn sie rief mich von dort aus noch einmal an, es schien ihr besser zu gehen.

Die Kontakte zu den Leidensgefährtinnen schliefen mit der Zeit ein. Unsere Krankheit, die uns verband, haben wir – so hoffe ich auch für die anderen – überwunden. Nun leben wir wieder unser eigenes Leben.

Gruppentherapie

Auch in der Gruppentherapie erfuhr ich einiges über meine Mitpatienten und deren Probleme. Zum Beispiel hätte niemand bei einer sehr attraktiven jungen Frau Panikattacken vermutet. Sie wirkte gesund und sehr selbstbewusst, war lebhaft und intelligent und erledigte alle Aufgaben in der Klinik perfekt. Auch half sie jenen, die nicht so antriebsstark waren. Sie war berufstätig und, wie sie selbst sagte, mit einem sehr netten und verständnisvollen Mann, dem Vater ihres dreijährigen Kindes, verheiratet. Die Attacken äußerten sich ganz unterschiedlich: Sie konnte zum Beispiel nicht über Brücken gehen oder fahren, hatte plötzlich Angst, das Haus zu verlas-

sen oder im Beruf zu versagen. Begleitet wurden diese An-
fälle von Atemnot, Schweißausbrüchen und Todesangst. War
der Anfall vorbei, konnte sie wieder ganz normal reagieren.
Um zu funktionieren, musste sie jeden Tag ganz genau planen. Jeden Schritt, den sie tun wollte, legte sie schriftlich fest.
Dieses Vorstrukturieren gab ihr einen gewissen Halt, engte
ihr Leben aber sehr ein. Es klappte auch nur, wenn nichts
Unvorhergesehenes geschah. In der Gruppentherapie konnte sie zum ersten Mal von einem Missbrauch in ihrer Jugend
erzählen. Durch Medikamente, Psychotherapie und Konfron-
tationstherapie (sie übte mit ihrer Therapeutin zum Beispiel
über Brücken zu gehen, bis sie es allein schaffte) konnte ihr
geholfen werden. Sie nahm nach ein paar Monaten ihre Berufstätigkeit wieder auf.

Eine Studentin hatte während einer Psychose das Treppenhaus ihres Vermieters grellbunt angestrichen. Ihr gefiel es
– ihm nicht. Sie war durch Drogen psychotisch und depressiv
geworden und musste nun mühsam lernen, wieder mit ihrem
Leben zurechtzukommen. Sie lebte allein und wurde zusätzlich zu ihrem Aufenthalt in der Tagesklinik von einer Betreu-
erin unterstützt.

Zwei Studenten gehörten auch zu uns. Einer war manisch-depressiv. Die Literatur umschreibt diese Krankheit mit „him-
melhoch jauchzend, zu Tode betrübt". Euphorisch gute Stimmung, in der er sich zutraute, die Welt aus den Angeln zu
heben, wechselte sich ab mit tiefster Depression. Der andere
litt unter einem Kontrollzwang. Er konnte zum Beispiel seine

Wohnung nicht verlassen, ohne zigmal nachzusehen, ob er den Herd auch ausgemacht hatte. Durch ihre Erkrankungen hatten sie es sehr schwer, mit ihren Mitmenschen zurechtzukommen. Auch ihr Studium durchzuführen machte ihnen große Schwierigkeiten.

Wenn es mir schlecht ging, habe ich versucht, mich unsichtbar zu machen und die Therapiestunden einfach nur zu überstehen. Äußerlich fast unbeweglich, innerlich sehr verkrampft, saß ich auf meinem Stuhl und hoffte, dass mich niemand ansprechen würde. In meiner seelischen Erstarrung konnte ich wenig über mögliche Gründe für meine Depressionen nachdenken, weder in der Einzel- noch in der Gruppentherapie. Dennoch habe ich mitbekommen, was die anderen erzählten. Wenn es mir gut ging, war ich sehr interessiert an ihren Berichten und habe versucht, an Lösungsvorschlägen für ihre Probleme mitzuarbeiten. Für meine Depressionen konnte ich mir aber nach wie vor keine andere Ursache vorstellen als die Überarbeitung bei dem Don-Giovanni-Projekt. Nichts von dem, was bei den anderen die Krankheit ausgelöst hatte, habe ich in meinem Leben erfahren. Weder bin ich in meiner Jugend geschlagen, missbraucht oder vernachlässigt worden noch war ich alkoholabhängig, noch habe ich jemals Drogen genommen. Auch Gewalt, Scheidung oder finanzieller Ruin sind mir erspart geblieben. Nach Monaten der Gruppentherapie in der Tagesklinik war ich selbst in meinen guten Phasen nicht in der Lage, mich mit den Gründen für meine eigene Krankheit zu befassen und so konnte ich sie auch nicht in der Gruppe besprechen.

Zurückeroberte Mobilität und Arbeitstherapie

In den schlechten Phasen war ich nicht nur gedanklich eingeschränkt, ich konnte auch alltägliche, sonst automatisch ausgeführte Fertigkeiten, nicht mehr anwenden. Ich konnte mich nicht mehr allein von einem Ort zum anderen bewegen. Seit meinem sechsundzwanzigsten Lebensjahr besaß ich den Führerschein und ein eigenes Auto. In den zurückliegenden, dunklen Monaten hatte ich Hans-Jürgen oft gebeten, meinen Golf zu verkaufen, denn ich würde ihn sowieso nie mehr brauchen. Aber er hörte nicht auf mich, meldete den Wagen nicht einmal ab! „Eines Tages wirst du wieder fahren können", war seine zuversichtliche Antwort. – Er glaubt das selber nicht. Das sagt er nur, um mich zu beruhigen, dachte ich. Ab Juli/August 1999 konnte ich mir plötzlich wieder vorstellen, ein Auto zu lenken. Ich besprach meinen Wunsch mit der Psychotherapeutin und der Oberärztin. Sie bremsten meinen Enthusiasmus, ich müsse mich noch ein paar Wochen gedulden, bis ich ganz stabil sei. Ich war ungeduldig – ich fühlte mich fahrtüchtig. Dennoch fügte ich mich ihrem Rat. Nach einiger Zeit bekam ich tatsächlich die Erlaubnis, wieder am Straßenverkehr teilzunehmen! Um alle Unsicherheiten auszuschließen, schlug Hans-Jürgen mir vor, mich erst einmal auf einen Verkehrsübungsplatz zu begleiten. Ich fuhr durch unwegsames Gelände, parkte rückwärts in kleinste Parkbuchten ein, fuhr am steilen Berg problemlos an. Es war toll, ich hatte nichts verlernt! Ein oder zwei Mal saß Hans-Jürgen auf der Strecke in die Klinik noch neben mir, dann machte ich mich frohgemut allein auf die Fahrt nach Porz. Wieder selbstständig meine Wege zurücklegen zu können, das bedeutete Glück, Freiheit, Unabhängigkeit!

Ein paar Mal musste ich diese Ungebundenheit wieder aufgeben. Wenn ich einen erneuten Einbruch meiner Stimmungslage hatte, traute ich mir nicht zu, mein Auto zu lenken. Sobald ich auftauchte aus meiner Schwermut, steuerte ich den Wagen – nie ohne das Okay der Oberärztin und der Leiterin der Klinik – wieder so sicher und selbstverständlich, als sei nichts gewesen. Hans-Jürgen freute sich sehr über meinen Fortschritt. Er hätte mich weiter, ohne über die Mehrbelastung zu klagen, in die Tagesklinik gebracht. Aber es war auch für ihn ein weiteres Zeichen, dass es mit mir bergauf ging. Für mich bedeutete es auch ein äußeres Symbol für meine Ankunft in der Normalität. Als mir ein Nachbar eines Tages zurief: „Ingrid, ich freue mich jeden Tag mehr, wenn ich dich mit deinem Auto einparken sehe. Dann weiß ich doch, dass es dir besser geht!", war ich stolz, glücklich, gerührt!

Als ich schon recht stabil war, gab es für mich eine neue Beschäftigung, die Arbeitstherapie. Einige meiner Mitpatienten nahmen schon daran teil. Sie sollten wieder auf eine regelmäßige Berufstätigkeit vorbereitet werden. Auf dem Alexianergelände gab es eine Schreinerei und eine Gärtnerei. Ich besitze heute noch eine kleine Fußbank, die ein Mitpatient gefertigt hat. Wenn ich in Porz bin, kaufe ich gern in der Gärtnerei ein. Für diese handwerklichen Tätigkeiten fühlte ich mich nicht geeignet, wohl aber für die Textverarbeitung. Nicht weit von der Klinik waren ein paar Büroräume angemietet worden, in denen Unterricht am Computer erteilt wurde. Ein paar Mal ging ich dort hin und stellte zu meiner großen Freude fest, dass ich noch alles konnte und nichts dazuzulernen brauchte. Seit einiger Zeit hatte ich schon die Idee, einen Bericht über meine Depressionen zu schreiben. Ich bekam die Erlaubnis, an ein paar Tagen in der Woche eher nach Hause zu fahren, um dort an meinem Computer meine eigene Arbeitstherapie durchzuführen. Das war der Anfang zu diesem Buch!

WIEDER GESUND

Anfang Dezember 1999 stellte mir die Leiterin der Tagesklinik in der Morgenbesprechung eine wunderbare Frage: „Wann möchten Sie entlassen werden?" Diesen Satz hatte sie in der langen Zeit meines Aufenthalts in Porz schon an einige andere Patienten gerichtet. Dass er auch einmal für mich gelten könnte, habe ich damals nicht für möglich gehalten. Ich konnte mein Glück kaum fassen. Wir einigten uns auf Mitte Februar 2000. Und obwohl ich mich nun vollkommen gesund fühlte, ging ich liebend gern weiter in die Tagesklinik. Mir machten alle Therapien Spaß, angstfrei konnte ich jetzt die Ausflüge genießen. Ich fuhr nachmittags eigenhändig mit meinem Auto nach Hause, kaufte auf dem Heimweg ein und erledigte die Arbeiten im Haushalt ohne Probleme. Ich freute mich auf Weihnachten und besorgte Geschenke.

Am 31. Dezember 1999 feierte ich mit Hans-Jürgen und dem ganzen Dorf in einem eigens zur Silvesterfeier aufgestellten Zelt auf unserem Dorfplatz den Beginn eines neuen Jahrtausends. Wenn das kein bedeutungsvoller Auftakt für mein neues Leben war!

Mitte Februar teilte ich tatsächlich meinen Abschiedskuchen aus, überreichte meinen Betreuerinnen Blumensträuße und spendete künftigen Kochgruppen ein Kochbuch! In die Freude über meine Entlassung mischte sich auch ein bisschen Wehmut. Die Tagesklinik war neun Monate mein Zuhause gewesen. Würde sie mir fehlen?

Wunderbarer Alltag

Erstaunt stelle ich fest, dass es mir schwerfällt, über das erste Wochenende nach meiner Entlassung zu berichten – weil es so normal verlief. Am Samstag beschäftigte ich mich nach dem Frühstück im Haushalt. Später ging ich allein mit dem Hund spazieren, während Hans-Jürgen Einkäufe erledigte. Dann kochten wir gemeinsam. Zum Mittagessen erschien auch Moritz, der die Wochenenden gern nutzt, um lange zu schlafen. Nachmittags zog Hans-Jürgen sich mit Akten, die er aus dem Büro mitgebracht hatte, in sein Arbeitszimmer zurück. Er konnte es ohne Sorge um mich tun, denn ich saß frohgemut im Wohnzimmer und strickte, als sei nichts gewesen, an einem Pullover für ihn, den ich vor meiner Krankheit begonnen hatte. Abends sahen wir gemeinsam fern. Auch der Sonntag verlief sehr geruhsam. Nach einem späten und ausgiebigen Frühstück studierte Hans-Jürgen wie immer die Wochenendzeitung, ich vertiefte mich in einen Krimi. Die Katze kringelte sich auf meinem Schoß, der Hund lag uns zu Füßen. Moritz war mit seinen Freunden unterwegs. Zwar dachte ich hin und wieder daran, dass ich Montag nicht in die Tagesklinik fahren würde. Es beunruhigte mich aber nicht.

Am Montagmorgen fuhr Hans-Jürgen zur Arbeit nach Köln. Moritz begab sich auf den Weg in das Architekturbüro, in dem er seine Lehre machte. Ich stieg auch in mein Auto, fuhr aber diesmal nicht Richtung Porz, sondern nach Lindlar zum Einkaufen! Ich freute mich auf den vor mir liegenden Tag. Schon beim Aufstehen hatte ich einen Plan, was ich alles tun würde: duschen, frühstücken, einkaufen fahren, mit dem Hund Gassi gehen, mit der Katze schmusen, staubsaugen, Mittagessen kochen, essen, Mittagschlaf halten, lesen, Wäsche waschen, schreiben, bügeln, vielleicht einen Kuchen backen, Abendbrot zubereiten, mit meinen Lieben Fernsehen und, und, und. Nicht alles, was ich mir vorgenommen hatte, habe ich auch tatsächlich gemacht. Gelassen habe ich einiges verschoben, denn es würden ja noch viele Tage kommen.

Ich hatte keine Angst – allein zu Hause. Es ging mir blendend. Alles war wieder selbstverständlich. Zwar hatte ich in den zurückliegenden drei Monaten schon einen Großteil an Normalität zurückerobert, aber wieder jeden Tag im Alltag zu sein, erfüllte mich mit großer Dankbarkeit und Freude. Ich atmete auf, ich hatte es geschafft, ich hatte meine Depressionen überwunden! Ich konnte mein Leben wieder selbst gestalten, meine Zeit eigenhändig einteilen, jeden Tag, jede Woche, jeden Monat, ja über Jahre hinaus! Ein paar Mal am Tag rief ich Hans-Jürgen im Büro an, um mit ihm diese Freude zu teilen und ihm zu bestätigen, dass es mir wirklich gut ging. Seit diesem ersten Montag sind einige Jahre vergangen, in denen ich meinen wunderbaren Alltag genießen konnte.

Bei meinen Besorgungen traf ich Bekannte nach fast eineinhalb Jahren Klinikaufenthalt zum ersten Mal wieder. Natürlich wussten alle über mich Bescheid. So etwas spricht sich auf dem Lande schnell herum. Etwas unsicher fragte ich mich anfangs: Was mögen sie wohl denken? Ich wusste, dass ich nicht verrückt gewesen war, aber mir war auch klar, dass viele Menschen Depressionen immer noch für eine Geisteskrankheit halten. Meine Sorge war unbegründet, alle waren nett und verständnisvoll. Viele sprachen den Wunsch aus: „Hoffentlich kommt es nicht wieder!" Das war gut gemeint, verunsicherte mich aber sehr. Stundenlang kämpfte ich dann mit der bangen Frage „Kommt es wieder?" Hin und wieder höre ich auch heute noch diesen Satz. Manche sagen sogar, als müssten sie mich daran erinnern: „Sie wissen doch, dass es wiederkommen kann?!" Inzwischen antworte ich freundlich, aber bestimmt: „Das höre ich nicht gern!" Natürlich weiß ich, dass man Depressionen auch mehrmals im Leben bekommen kann. Aber die Mehrzahl der Erkrankten wird nur einmal im Leben davon heimgesucht. Zu denen möchte ich gehören.

Meine Gedanken liefen auf zwei Ebenen gleichzeitig. Einerseits war wirklich alles wieder so selbstverständlich für mich, als wäre ich nie krank gewesen. Andererseits konnte ich die

Erinnerung an dieses schreckliche Erlebnis nicht auslöschen. Immer wieder flammte die Angst auf, dass ich rückfällig werden könnte. Ungefragt tauchten Szenen aus meiner depressiven Phase auf. Während ich zum Beispiel mit großem Elan in der Küche das Mittagessen kochte und den neuesten Radio-Berg-Nachrichten lauschte, sah ich mich wie angenagelt auf dem Klinikbett sitzen – unfähig in den Speisesaal zu gehen. Oder während unser Hund beim Spazierengehen um mich herumwuselte und ich von der Höhe aus über Büsche und Wiesen hinweg vergnügt auf unser Dorf sah, blitzten Szenen aus meiner Tanztherapie in H. vor mir auf. Um diesen Schreckensbildern nicht nachzuhängen und um nicht ins Grübeln zu geraten, habe ich Strategien entwickelt, sie schnellstens zu verscheuchen. Ich suggeriere mir auch heute noch: „Die Gedanken kommen und gehen." Indem ich darüber nachsinne, ob diese Formel aus der Muskelentspannung nach Jakobsen auch wirklich funktioniert, ist der Spuk schon vorbei. Oder ich denke an einen Spaziergang an der Ostsee bei strahlendem Sonnenschein. Inzwischen tauchen die Gespenster seltener auf und sie sind blasser geworden – ganz verschwunden sind sie nicht. Ich weiß nicht, ob sie mich wirklich belästigen, oder ob ich nur Angst habe, dass sie mich negativ beeinflussen könnten.

Hans-Jürgen und Moritz brachen wochentags sehr früh auf und ließen mich ausschlafen. Ich frühstückte mit großem Appetit. Hund und Katze leisteten mir Gesellschaft. Es machte mir Spaß, meinen Haushalt zu erledigen, wobei ich darauf achtete, mich nicht zu überanstrengen. Ich legte öfter Pausen ein, machte autogenes Training, hielt ein Zehnminutenschläfchen oder las etwas. Ich kochte regelmäßig, aß mit Genuss und ging oft mit dem Hund spazieren. Die Abende verbrachte ich meist mit Hans-Jürgen zu Hause. Moritz genoss es, wieder unbeschwert ausgehen zu können. Ich sah sehr gern fern, oft bis spät in die Nacht. Dann freute ich mich auf das Zubettgehen. Ich hatte jetzt die Gewissheit, dass ich gut schlafen würde, denn anfangs nahm ich noch eine Schlaftablette.

Die Tagesklinik fehlte mir nicht, aber ich dachte oft an sie. Zuerst rief ich einmal in der Woche dort an, um zu berichten, dass es mir immer noch gut gehe. Die Abstände zwischen den einzelnen Anrufen wurden mit der Zeit größer.

Nachdem mein Alltag wieder Routine geworden war, meldete ich mich nach und nach bei Freunden und Bekannten zurück. Ich schrieb mich wieder an der Volkshochschule ein. Ich belegte meine alten Kurse „Porzellanmalen" und „Wassergymnastik". Ich knüpfte da an, wo ich aufgehört hatte – fast als wäre nichts gewesen. Es war schön, mich wieder im Kreise der vertrauten Menschen bewegen zu können. Überall wurde ich mit den Worten empfangen: „Schön, dass du wieder da bist." Da ich viel über meine Erlebnisse mit der Depression sprach, trauten sich jetzt auch einige, mir zu erzählen, dass sie selbst oder Angehörige schon einmal mit dieser Krankheit zu kämpfen gehabt hatten, aber möglichst nicht darüber redeten. Vor allem wollten sie wissen, wie es mir gelungen sei, aus diesem seelischen Tief wieder herauszufinden.

Sehr bald interessierte ich mich auch für neue Aktivitäten. Ein paar Wochen nach meiner Entlassung aus Porz erzählte mir eine Nachbarin von einem Literaturkreis und fragte mich, ob ich nicht mitkommen wolle. Ich war hocherfreut, denn jetzt hatte ich ja endlich Zeit, mich ausführlich mit Literatur zu beschäftigen. Zwischen Bücherregalen saßen wir nun mittwochs vormittags in der katholischen Bücherei im Nachbarort und lasen Klassiker und Neuerscheinungen. Früher wäre mir nicht aufgefallen, dass etliche Handlungen der Dramenfiguren auf Depressionen hindeuteten. Zum Beispiel ist für mich jetzt klar, dass Theodor Fontanes traurige Heldin Effi Briest unter Depressionen litt. Ihr Mann erfuhr von einer längst beendeten Affäre und verstieß sie. Als sich ihr auch noch die kleine Tochter, die beim Vater aufwuchs, entfremdete, verließ sie jeglicher Lebensmut. Sie starb an „gebrochenem Herzen".

Es ergab sich fast zwangsläufig, dass ich auch im Literaturkreis von meinen Depressionen erzählte. Ich stieß auf Verständnis und Interesse. Nachdenkliche aber auch fröhliche und komische Diskussionen ergaben sich in den Literaturkursen. Hochzufrieden und beschwingt fahre ich auch heute noch nach diesen Treffen nach Hause.

Angst vor der Angst

Bei allem Wohlbefinden beschlich mich anfangs noch oft Angst, ich könnte wieder unbegründete Angst empfinden. Ein paar Wochen nach meiner Entlassung aus der Tagesklinik besuchte ich mit Hans-Jürgen ein Konzert in der Kölner Philharmonie. Dieser riesige Konzertsaal fasst ungefähr zweitausend Menschen. Wir hatten Plätze in einer der obersten Reihen und blickten die nach unten steil abfallenden Stuhlreihen hinunter. Insgeheim prüfte ich mich: Habe ich jetzt Angst? Ich müsste doch jetzt eigentlich Angst haben!? Nein, ich fühlte mich sehr wohl. Unter anderem wurden Walzer und Märsche von Johann Strauß gespielt. Wir witzelten darüber, was Moritz von dieser Musik halten würde und dass überwiegend Ältere das Konzert besuchten. Dabei hatten wir vergessen, dass wir ja nun auch allmählich zu den Senioren zählten. Ich wippte mit dem Fuß den Takt zu den schmissigen Melodien, die mich an meine Kindheit erinnerten. Mein Großvater tanzte oft zu Marsch- oder Operettenmusik mit mir durchs Haus.

Während das Orchester sehr gut spielte, knödelte ein Tenor gefühlvolle Liebeslieder wie „Dein ist mein ganzes Herz". In der Pause trafen wir Bekannte, mit denen wir die Darbietungen diskutierten. Es war ein vergnüglicher Abend.

Auch bei traurigen Ereignissen, die das Leben bereithält, beschlich mich manchmal Angst vor der Angst. Ein paar Wochen nach meiner Entlassung aus der Tagesklinik mussten wir unsere Katze, die fünfzehn Jahre bei uns gelebt hatte, einschläfern lassen. Moritz begleitete mich zum Tierarzt. Ich hatte vorsorglich ein Beruhigungsmittel genommen, um mich nicht zu sehr aufregen zu müssen. Natürlich waren wir sehr traurig. Ich habe schrecklich geweint, aber ich war nicht depressiv. Wir hatten damals schon ein kleines, sieben Wochen altes Tier als Zweitkatze. Sie hat unsere ganze Aufmerksamkeit in Anspruch genommen, sodass wir abgelenkt und ziemlich bald getröstet waren. In den vergangenen Jahren habe ich ein paar Mal aus Angst vor der Angst in Situationen, die aufregend zu werden versprachen, ein Beruhigungsmittel genommen. Es wäre wahrscheinlich gar nicht nötig gewesen.

URSACHENFORSCHUNG

Psychotherapie

Zu meinem Alltag gehörte es nun, ein Jahr lang zur Psychotherapie zu gehen. Zu meiner Psychiaterin fasste ich großes Vertrauen. In Gegensatz zu den Gesprächen in der Klinik haben diese Gespräche mich nie belastet. Ich ging ausgesprochen gern zu ihr und fühlte mich sehr wohl bei den Unterredungen. Sie fanden in einem Raum statt, der mit zwei Ledersesseln, einer Couch mit farbigen Kissen und einem halbhohen Schrank, hinter dessen messingverzierten Glastüren etliche Bücher standen, auch als Wohnzimmer hätte dienen können. Heruntergelassene Jalousien schützten vor zu grellem Tageslicht und dämpften den Straßenlärm. Wir saßen uns gegenüber und die Therapeutin wartete meist, bis ich das Gespräch eröffnete. Nachdem ich so lange gehemmt gewesen war, mich anderen mitzuteilen, sprudelte es jetzt nur so aus mir heraus. Sie hörte geduldig zu, sagte ihre Meinung, gab Ratschläge, aber nie mit erhobenem Zeigefinger. Alle Erkenntnisse über mich und meine Krankheit habe ich durch diese Gespräche gewonnen.

Ich brauchte durchaus noch ihre Unterstützung. Sie half mir, damit fertig zu werden, eine so schwere Krankheit durchgemacht zu haben. Die Angst vor einem Rückfall konnte sie mir zwar nicht nehmen, aber sie konnte sie abschwächen, indem sie mir immer wieder geduldig erklärte, dass nicht jeder einen Rückfall erleide und dass ich selbst durch mein Verhalten sehr viel dazu beitragen könne, ihn zu verhindern. Außerdem sei sie ja da, um mir zu helfen, wenn es wirklich einmal dazu kommen sollte. Sie hat mich sehr darin bestärkt, wieder dauerhaftes Vertrauen in meine Gesundheit zu entwickeln.

Allmählich ordneten und relativierten sich meine Krankheitserlebnisse – durch die Therapie, aber auch durch das Schreiben dieses Berichtes. Nun hatte ich vor allem den brennenden Wunsch, möglichst viel über diese Krankheit zu erfahren. Ich wollte verstehen, warum ich sie bekommen hatte. Ich wollte wissen, was ich tatsächlich tun könnte, um einem Rückfall vorzubeugen. Mein Geist funktionierte wieder einwandfrei, sodass ich mich mit diesen Fragen auseinandersetzen konnte. Meine Therapeutin nannte mir Bücher, gab mir Broschüren, beantwortete geduldig meine Fragen. Ich verschlang alle Informationen. Es tat mir unendlich gut, über Menschen, die ihre Depressionen überstanden hatten, zu lesen.

Immer wieder sprachen wir darüber, was Depressionen bedeuten. Weder ich noch meine Ärzte konnten einen einzigen, herausragenden Grund für meine Erkrankung erkennen. Deshalb sprachen sie von einer endogenen Depression. Endogen heißt: im Körper selbst entstanden, also genetisch

bedingt. Anfangs fiel es mir schwer, das Wort „endogen"
zu akzeptieren. In meiner Familie hat meines Wissens niemand unter Depressionen gelitten. Der Begriff wirkte auf
mich wie ein Urteil: Da ich die Veranlagung in mir trage,
war der Ausbruch der Krankheit bei mir also unausweich-
lich gewesen und würde immer wieder kommen – auch
ohne fassbare Ursache! Inzwischen weiß ich aber, dass ich
sehr viel dagegen tun kann, wieder krank zu werden. Die
Unterscheidung in exogen (von außen auf den Menschen
einwirkend) und endogen kann ich immer noch nicht recht
nachvollziehen. Jeder, der depressiv wird, muss meines Er-
achtens eine Disposition dazu haben. Denn auch Schicksalsschläge führen nicht zwangsläufig bei jedem zu Depressionen. Neuerdings spricht man von leichten, mittleren und
schweren Depressionen. Diese Definition gefällt mir besser.

Biografische Ursachen

Vor 1998 hatten sich in meiner Familie Schicksalsschläge und
gesundheitliche Probleme gehäuft: 1992, sechs Jahre vor Ausbruch meiner Krankheit, starb plötzlich meine Mutter nach
langer schwerer, überwunden geglaubter Krankheit im Alter
von nur neunundsechzig Jahren allein in ihrer Wohnung. Ich
war sehr traurig, aber nicht depressiv. In den Jahren 1994 und
1995 hatte ich drei schwere Darmoperationen zu überstehen.
Es war kein Krebs und ich fühlte mich bis auf einige Wech-
seljahresbeschwerden wieder gesund und tatkräftig. Auch den
schweren Autounfall, den Hans-Jürgen und Moritz 1996 zusammen erlitten hatten, glaubte ich verkraftet zu haben – zumal es beiden wieder gut ging. Moritz schaffte trotz schwerer

Operationen 1998 sein Abitur, er nahm an dem Wettbewerb „Jugend forscht" teil und fand mühelos einen Ausbildungsplatz zum Bauzeichner. Unser Leben ging wieder seinen geregelten Gang. Wieso verfiel ich in Depressionen, nachdem wieder alles in Ordnung war?

Außer diesen aufregenden und belastenden Ereignissen in den letzten Jahren musste es in meinem Leben noch mehr geben, was mich krank gemacht hat. Bei allen Informationen über Depressionen stieß ich auf Dauerstress als möglichen Auslöser. Zusammen mit meiner Therapeutin durchforstete ich meine Biografie nach Ursachen für solchen Stress. Schon in den ersten Therapiestunden erkannte ich, dass mein Leben durch eine Verunsicherung in meinem Selbstverständnis geprägt war. Mit meinen Versuchen, das zu ändern, setzte ich mich unter Dauerstress. Seit ich mich erinnern kann, habe ich darüber nachgedacht, warum ich so bin, wie ich bin. Nie war ich sicher, dass mein Leben, so wie ich es lebte, richtig war. Durch die Therapie habe ich erkannt, dass sich viele meiner Verunsicherungen mit den Erlebnissen meiner Familie im und nach dem Zweiten Weltkrieg erklären lassen.

Ich wurde 1944, also während des Zweiten Weltkriegs in Schwerin geboren. Mein Vater und mein Großvater waren irgendwo im Krieg. Ich war erst wenige Monate auf der Welt, da besuchte meine Mutter, damals einundzwanzig Jahre alt, mit mir ihre Familie in Schlesien. Von dort aus wurden wir 1945 vertrieben. Meine Mutter erreichte zusammen mit mir, mit ihrem Zwillingsbruder und meiner Großmutter das väterliche

Gut in Mecklenburg, das inzwischen von Russen besetzt worden war. Ein Jahr später wurden wir des Landes Mecklenburg verwiesen und mussten erneut fliehen. Über die Gräuel der Flucht habe ich nicht viel erfahren, dennoch spürte ich, dass es furchtbar gewesen sein musste. Noch als Erwachsene hatte ich Träume, in denen meine Familie am Bahnhof stand und sich auf die Flucht begeben musste. Bis heute kann ich die Frage nach meiner Heimat nicht eindeutig beantworten, denn ich hatte schon als kleines Kind zwei Heimatorte als verloren verinnerlicht, den meiner Eltern und den meiner Großeltern.

An die Jahre, die ich als Kleinkind mit meiner Familie in Notunterkünften verbrachte, zum Beispiel in einer Kegelbahn in Hilden, kann ich mich nur bruchstückhaft erinnern. Am ehesten denke ich an das kleine Reihenhaus in der Vertriebenensiedlung in Hilden, wenn mich jemand nach meiner Heimat fragt. Dort habe ich meine Kindheit verbracht. Ich habe später an verschiedenen Orten gelebt, an denen ich mich durchaus wohlgefühlt habe. Die längste Zeit meines Lebens – mehr als siebenundzwanzig Jahre – wohne ich jetzt mit meiner Familie in einem idyllischen Dorf im oberbergischen Land. Hier fühle ich mich zu Hause. Aber ist es auch meine Heimat?

Aus politischen Gründen konnte meine Familie bis 1989 nicht in die sogenannte DDR reisen. Als ich kurz vor der Wiedervereinigung zum ersten Mal mit Hans-Jürgen und Moritz meine mir „angestammte" Heimat sah, das Gut meiner Familie in Mecklenburg, wartete ich vergeblich, dass sich ein

Heimatgefühl einstellen möge. Stattdessen fühlte ich mich auf dem Grund und Boden, der meiner Familie seit vielen Jahrhunderten gehörte, wie ein Eindringling in Feindesland. Auf der Fahrt durch Schwerin begegneten uns russische Panzer, mir war äußerst unwohl zumute.

Das Klagelied über die „verlorene Heimat" verstummte in meiner Kindheit nie. Es war nicht nur die räumliche Vertreibung, sondern auch der Verlust des gesellschaftlichen Status, unter dem meine Familie litt. Ich erfuhr schon als kleines Mädchen, dass wir nicht so lebten, wie es uns „eigentlich zustand". Meine Mutter hatte 1943 in eine Uradelsfamilie in Mecklenburg eingeheiratet. Damals war das noch nichts Selbstverständliches. Kaum hatte sie sich in die Rolle als Baronin und Gutsbesitzerin einzufügen versucht, war das Gut enteignet, die Familie vertrieben und mein Vater in sibirischer Kriegsgefangenschaft. Großvater Jahn, der Vater meiner Mutter, war vor dem Krieg ein angesehener Architekt und Maler im schlesischen Neiße gewesen. Omi Else stand ihrem großbürgerlichen Haushalt vor und beschäftigte ihre Dienstmädchen. Jetzt waren sie nur noch „die Flüchtlinge", die nichts hatten als das, was sie auf dem Leibe trugen. Sie wurden im Westen nicht überall mit offenen Armen aufgenommen.

Omi Carola, meine adlige Großmutter, erzählte, dass die Familie „bei Hofe" zugelassen war. Großvater Joachim, der Jahre vor meiner Geburt starb, war erster Botschafter des Landes Mecklenburg in Berlin und später sogar Ministerpräsident von Mecklenburg. Auch Omi Carola, damals schon Witwe, musste fliehen. Sie fand Aufnahme auf dem Gut einer ihrer Töchter in Schleswig-Holstein, wo sie über zwanzig Jahre lang, bis an ihr Lebensende, blieb. Durch den Krieg hat sie zwei Söhne verloren und ihren gesamten Besitz in Mecklenburg zurücklassen müssen. Sie hat ihr Leben lang Contenance bewahrt, ich habe sie niemals klagen hören. Wenn ich auf dem Gut meiner Verwandten in Schleswig Holstein zu Besuch war, sah ich, wie mein Leben hätte verlaufen sollen.

Ich wuchs zuerst bei meinen Großeltern, meiner Mutter und meinem Onkel Wolf in einem kleinen Reihenhaus in Hilden bürgerlich und in damals noch ländlicher Umgebung auf. Später kamen zeitweise eine Tante und eine Großtante und noch später mein Vater hinzu. Es muss sehr beengt zugegangen sein in dem kleinen Häuschen. Aber ich habe das nicht so empfunden, ich war ein wohlbehütetes und fröhliches Kind. Allerdings erinnere ich mich auch der Wehklagen über das Leid der Vertriebenen. Als ich zur Schule kam, fühlte ich mich zum ersten Mal als Außenseiterin: Ich war die „doofe Baroness mit den roten Haaren". Später auf dem Gymnasium ließen mich auch manche Lehrer spüren, dass sie vom Adel nichts hielten. Im Geschichtsunterricht lernte ich zudem, dass der Adel nicht nur Gutes vollbracht hatte. Zu Hause hörte ich: „Die Brandensteins blicken auf eine tausendjährige Geschichte zurück. Sie waren immer gut zu ihren Leuten, vor allem waren sie niemals Raubritter!" Einerseits sollte ich stolz sein, andererseits schämte ich mich. Wohin gehörte ich? Ins adlige oder ins bürgerliche Lager? In Deutschland waren die Vorrechte des Adels 1919 abgeschafft worden. Die Titel sind laut

Gesetz nur noch Bestandteile des Namens. In der Bundesrepublik kann niemand mehr geadelt werden. Immer wieder fragen mich Leute nach unserem Schloss und sind enttäuscht, dass ich lebe und arbeite wie andere Menschen auch. Schon als Kind glaubte ich zu spüren, dass man von mir als Baroness mehr erwartete, als ich zu leisten imstande war.

Als kleines Mädchen schloss ich jeden Abend in mein Nachtgebet den Wunsch ein: „Lieber Gott, lass meinen Papi bald gesund aus Sibirien zurückkommen." Ich weiß nicht, ob ich ihn damals wirklich vermisste, ich kannte ihn ja nicht. Ich hatte Opa Alfred und Onkel Wolf. Als ich ins erste Schuljahr ging, wurde mein Vater tatsächlich aus der Gefangenschaft entlassen! Ich mochte ihn und gewöhnte mich schnell an ihn. Meine Eltern bezogen mit mir eine eigene Wohnung in der Nähe der Großeltern. Mit zehn Jahren bekam ich eine Schwester. Mir gefiel das neue Leben mit meinen Eltern und meiner kleinen Schwester. Damals dachte ich bei einem sonntäglichen Kirchgang mit meinen Freundinnen inbrünstig: So ist das Leben schön, so kann es bleiben! Leider kam es anders. Wir zogen nach Lübeck, weil mein Vater dort bessere berufliche Aussichten hatte. Großtante Adele kam mit uns, die Großeltern und Onkel Wolf, der inzwischen eine eigene Familie gegründet hatte, blieben im Rheinland. Dann starb mein Vater an einem Herzinfarkt. Ich war zwölf und meine Schwester zwei Jahre alt. Bei seinem schweren Herzanfall einen Tag vor seinem Tod saß ich an seinem Bett, während meine Mutter vergeblich von den Nachbarn aus nach einem Arzt telefonierte. Damals gab es noch kein gut organisiertes

Notarztsystem. Mein Vater überlebte die Nacht und brach am nächsten Morgen auf dem Weg ins Büro zusammen. Ich war sehr traurig und es war mir auf unerklärliche Weise peinlich, wieder keinen Vater mehr zu haben. Ich kann mich nicht erinnern, dass jemand mich getröstet hätte.

Bald nach dem Tod meines Vaters war die finanzielle Unversorgtheit der Familie das zentrale Thema der Erwachsenen. Meine Mutter bekam weder für sich noch für uns eine Rente, die Lebensversicherungen lagen für uns unerreichbar in Ostdeutschland. Dass es uns vorher schon finanziell nicht gut ging, war mir nicht bewusst gewesen, aber jetzt spürte ich Armut auf uns zukommen. In den ersten Tagen nach Vaters Tod sehe ich mich in der Küche stehen, Schubladen aufräumen und das Sammelsurium von alten Bleistiften, Gummibändern, Kleingeld, Korken und anderem nach Brauchbarem und Unbrauchbarem zu ordnen, weil wir ja nun sparen mussten. Die Erwachsenen saßen währenddessen im Wohnzimmer und zerbrachen sich den Kopf, wie unsere Versorgung bewerkstelligt werden könnte. Meine kleine Schwester saß derweil am Fenster und wartete auf den Papi.

Es gab nur einen Ausweg aus der Misere: Meine Mutter musste Arbeit finden. Das war für sie erst einmal ein unerhörter Vorschlag. Zwar hatte sie eine Ausbildung zur Bühnenbildnerin gemacht und sich mit den „schönen Künsten" beschäftigt, ohne je daran zu denken, ihren Lebensunterhalt damit verdienen zu müssen. Viele Frauen waren nach dem Krieg gezwungen, berufstätig zu sein und entwickelten ungeahnte

Fähigkeiten. Meine Mutter konnte sich zeitlebens nicht von der Vorstellung befreien, dass es ein Unglück sei, sich als Frau selbst ernähren zu müssen. Dennoch blieb ihr nun nichts anderes übrig. Am Theater fand sie keine Stelle, kam aber bald bei einer Behörde unter. Von ihrem Gehalt konnten wir leben, aber sie hat ihre Bürotätigkeit immer als belastend empfunden. Erstens war es nicht einfach, trotz einer helfenden Großtante, mit zwei Kindern berufstätig zu sein. Zum anderen sah sie sich wohl als Künstlerin, die notgedrungen im Büro sitzen musste. Sie machte kein Hehl daraus, wie sehr sie sich jeden Tag überwinden musste, arbeiten zu gehen. Die meisten Unsicherheiten und die Abneigung gegen eine Bürotätigkeit hat meine Mutter vermutlich unbewusst auf mich übertragen.

Trotzdem herrschte bei uns nach einer gewissen Trauerzeit keine trübe Stimmung. Wir haben viel gelacht und gern Feste gefeiert. Wir nannten uns das „Dreimäderlhaus". Meine Mutter sah sich eher als meine Freundin oder als ältere Schwester denn als Mutter. Ich entwickelte mich zu einem fröhlichen Teenager, ging mit meiner Mutter ins Theater, sah im Kino um die Ecke Edgar-Wallace- oder Heimatfilme, liebte Bluejeans und Rock and Roll. Ich konnte jederzeit Freunde mit in unsere gemütliche Dreizimmerwohnung unterm Dach in einem roten Backsteinmietshaus aus den zwanziger Jahren bringen. Wir verfügten sogar über ein Badezimmer mit einer gusseisernen Badewanne, die auf verschnörkelten Füßen stand. Ein riesiger Gasbadeofen sorgte für warmes Wasser. Damals war das Luxus. Vom Balkon aus sahen wir in eine Schrebergartensiedlung. Meine Mutter räumte und dekorierte unsere Wohnung ständig um. Jedes Mal war sie überzeugt davon, so sei es nun viel besser. Das fanden wir toll. Mit Bus oder Bummelzug konnten wir in einer halben Stunde die Ostsee erreichen. Wir lebten nicht schlecht damals in Lübeck, aber es fiel uns immer noch schwer, den Gedanken an die verlorene Heimat zu verdrängen. Die Zonengrenze direkt hinter der Stadt erinnerte uns ständig daran. Und der Strand in Travemünde endete für uns Westdeutsche am Grenzzaun mit anschließendem Todesstreifen. Während wir in der Ostsee schwammen, konnten wir die ostdeutschen Soldaten auf den Wachtürmen sehen.

Ich kannte keine strengen Vorgaben, keine Überwachung der Hausaufgaben, kein Donnerwetter bei einer Sechs in Mathe, keine Kleidervorschriften. Meine Mutter war viel zu sehr damit beschäftigt, in ihrem Beruf zu bestehen. Unser Leben war nie organisiert, wir improvisierten ständig. Darauf waren wir stolz. Dieses „künstlerische Chaos" hielt ich lange für chic, bis ich erkannte, wie viel Stress diese Lebensweise verursachte.

Einerseits hatte ich viele Freiheiten, andererseits hat meine Mutter mich sehr eng an sich gebunden. Unausgesprochen, vielleicht auch unbewusst, hat sie ständig an mein Pflichtbewusstsein ihr und meiner Schwester gegenüber appelliert. Nachdem Tante Adele zu ihrem Sohn gezogen war, war ich ihre engste Vertraute. Sie besprach alle Sorgen und erörterte alle Entscheidungen mit mir. Sie lernte neue Männer kennen – ihr Liebeskummer machte auch mich unglücklich. Geheiratet hat sie nicht wieder.

Erst heute denke ich, dass ich damals überfordert war. Als ich mit achtzehn Hans-Jürgen kennenlernte, wurde er gleich mit einbezogen und war fortan für die Reparaturarbeiten in unserem Haushalt zuständig. Auf seinen Heiratsantrag – offiziell verlobt haben wir uns erst Jahre später – antwortete ich: „Ja, aber nicht ohne meine Mutter." Er war einverstanden, er mochte meine Mutter und genoss das unkonventionelle Leben bei uns. Es ist dann doch anders gekommen.

1965 zogen wir wegen eines Berufswechsels meiner Mutter wieder nach Hilden. Ich war zu der Zeit Postangestellte und konnte mich nach Düsseldorf versetzen lassen. Hans-Jürgen folgte uns, er setzte sein Studium in Köln fort. Doch ohne dass es mir so recht bewusst wurde, gefiel mir das enge Zusammenleben mit meiner Mutter und meiner Schwester immer weniger. Ich war erwachsen, ich wollte selbstständig sein. Ich mochte nicht mehr zuständig sein für alles, was meine Mutter und meine Schwester betraf. Doch ich wagte es nicht, direkt zu Hans-Jürgen nach Köln zu ziehen. So suchte ich mir eine Wohnung in Düsseldorf, eine gute Zwischenlösung, wie es mir schien. Meine Mutter machte mir keine Vorwürfe, jammerte aber über die hohe Miete, die sie von nun an allein tragen müsse. Ich war fünfundzwanzig, als ich auszog und dachte, meine Mutter und meine fünfzehnjährige Schwester im Stich zu lassen. Dennoch fühlte ich mich vom ersten Tag an wohl in meiner kleinen Wohnung im fünften Stock hoch über der Düssel. Ich kam bestens zurecht allein. Am Wochenende besuchte mich Hans-Jürgen oder ich fuhr zu ihm nach Köln.

Als wir zwei Jahre später heirateten und ich nach Köln zog, studierte er noch. Auch ihn haben die Kriegserlebnisse seiner Familie geprägt. Sein Vater fiel im Krieg und er und seine Mutter blieben finanziell unversorgt zurück. Die auch ihm unbewussten psychischen Belastungen seiner Familie führten dazu, dass er erst sehr spät seinen beruflichen Weg fand. Ich verdiente als Sekretärin genug für uns beide. Wir führten ein fröhliches Leben und gingen gern auf Studentenfeten. Aber ich konnte nichts unbeschwert genießen, ohne gleichzeitig zu denken: Ich müsste mich jetzt eigentlich um meine Mutter kümmern. Dieses Gefühl steigerte sich noch, als meine Mutter an Brustkrebs erkrankte. In intimsten Situationen musste ich an sie denken, weil sie ja nun keinen Busen mehr hatte. Sie hat ihr Leiden tapfer ertragen und noch sechzehn Jahre lang mit dem Krebs gelebt.

Erst durch die Beschäftigung mit meiner Biografie wurde mir klar, wie sehr mich die Lebenseinstellung meiner Familie gehemmt hatte, ein gesundes Selbstbewusstsein zu entwickeln. Sie behinderte mich sogar darin, meinen jeweiligen beruflichen Tätigkeiten Positives abzugewinnen. Ich glaubte, meine beiden Herkunftsfamilien verpflichteten mich dazu, etwas Besonderes zu leisten. Auf der einen Seite wirkte die tausendjährige Geschichte der uradeligen Brandensteins, auf der anderen Seite das Künstlertum der Jahns auf mich ein. Die Besonderheit des Flüchtlingsstatus tat ihr Übriges. Auf keinen Fall wollte ich einen „langweiligen, normalen" Beruf ausüben!

In erster Linie prägte mich die Familie meiner Mutter, in der ich ja aufwuchs. Mein Großvater als Architekt und meine Mutter als Bühnenbildnerin hatten einen sowohl künstlerisch als auch handwerklich, bodenständig geprägten Beruf. Dennoch wurde das vermeintlich Künstlerisch-Geniale dermaßen betont und über alle sonstigen Begabungen gestellt, dass ich lange glaubte, alles andere zähle nicht. Als ein Onkel kurz nach dem Tod meines Vaters meinen fröhlich-praktischen Sinn lobte, war ich beleidigt. Dass man, selbst wenn man auf dem einen oder anderen Gebiet über ein gewisses Talent verfügt, erst einmal sein „Handwerk" erlernen muss, habe ich erst sehr spät begriffen. In der Jahnschen Familie gab es mehrere Maler und Schriftsteller, sodass für mich feststand, dass ich beruflich etwas Ähnliches machen müsste.

Erst einmal kam ich auf das Gymnasium. Leider entwickelte ich eine ausgeprägte Matheschwäche, unter der ich unsäglich litt. In den anderen Fächern war ich eine durchschnittlich gute Schülerin. Jahrelang versetzten mich Mathe- und Physikstunden in Panik. Was hätte ich darum gegeben, unsichtbar zu sein, um nur nicht aufgerufen zu werden! Denn so sehr ich mich auch bemühte, meine Antwort war immer falsch. Ich hielt mich für doof, weil ich angeblich nicht logisch denken konnte. Erfolge in fast allen anderen Fächern konnten meine Minderbegabung beim Umgang mit Zahlen in meinen Augen und leider auch auf dem Zeugnis nicht ausgleichen. Ich glaubte, meinen Kampf mit der Mathematik nicht länger aushalten zu können und überredete meine Mutter, die Schule mit der Obersekundareife abbrechen zu dürfen. Jahrzehntelang konnte ich dieses Versagen nicht verwinden. Noch mit über fünfzig erwog ich, das Abitur nachzumachen. Weil mir nichts anderes einfiel, besuchte ich nach dem Gymnasium eine Höhere Handelsschule. Niemand riet mir davon ab. Hier wurde ich wieder mit Zahlen konfrontiert, neben Mathematik musste ich mich nun auch noch mit Buchführung quälen.

Damals schwärmte ich davon, Journalistin zu werden oder eine Kunstakademie zu besuchen. Ich schrieb bemerkenswert gute Aufsätze und malte gern und gut. Ich habe mich dann bei den *Lübecker Nachrichten* beworben. Der Chefredakteur lud mich sogar zu einem Gespräch ein, riet mir aber, erst einmal das Abitur nachzuholen und dann erneut bei ihm anzufragen. Damit hielt ich diesen Berufswunsch für unerfüllbar. Deshalb fing ich an, eine Mappe für die Kunstakademie zusammenzustellen. Statt aufmunternder Beratung hörte ich von meiner Mutter: „Ach Kind, das ist doch nichts für dich", das ist „brotlose Kunst" und Ähnliches. Ich schloss daraus, dass sie mich für nicht genügend talentiert hielt, und brach die Arbeit an der Mappe ab. Ein verständlicher Beweggrund meiner Mutter war sicher auch, dass ich möglichst schnell Geld verdienen sollte. So landete ich bei der Deutschen Bundespost im mittleren Fernmeldedienst als „Fräulein vom Amt". Ich verdiente gut, aber langweilte mich furchtbar. Dennoch hielt ich es drei Jahre aus, dann verzichtete ich auf die Aussicht, Beamtin werden zu können, und ging in die freie Wirtschaft.

Mein beruflicher Werdegang liest sich geradlinig und erfolgreich. Vom Postdienst schaffte ich es über Tätigkeiten in Telefonzentralen, Telexdiensten und im Empfang bis zur Sekretärin und Sachbearbeiterin. Mit dreißig legte ich die Prüfung zur staatlich geprüften Betriebswirtin ab, leitete anschließend ein Textverarbeitungssekretariat und beschloss mein Berufsleben mit der Tätigkeit als Fachlehrerin für Stenografie und Textverarbeitung.

Dennoch war ich mein Berufsleben lang unzufrieden. Ich hatte immer das Gefühl, auf dem falschen Posten zu sitzen, nur eine Rolle zu spielen, die ich nicht wirklich ausfüllte. Zwar habe ich nicht die Einstellung meiner Mutter übernommen, dass es eine Zumutung sei für mich, zu arbeiten. Ich wollte etwas leisten und ich wollte mich selbst ernähren können. Ich war stolz auf mein stets recht gutes Gehalt. Dennoch habe ich mich immer gegen meine kaufmännische Tätigkeit gesträubt. Wenn ich wieder einmal besonders unzufrieden war, versuchte ich durch Stellenwechsel und Weiterbildung diesem Zustand zu entkommen. Mein Motor war nicht Ehrgeiz oder die Neugier auf neue Herausforderungen, sondern die Unzufriedenheit mit den alten. Auch Betriebswirtin bin ich nur geworden, um einen Berufsabschluss nachzuholen. Ich habe immer gegen meine Interessen gelernt, gestrebt, im Kaufmännischen gearbeitet, funktioniert. Das bedeutete jahrzehntelangen Dauerstress! Später habe ich mich oft gefragt, warum ich nicht einfach ausgebrochen bin und etwas ganz Neues angefangen habe? Es waren überwiegend finanzielle Gründe, ich war zu verantwortungsbewusst, um ein geregeltes Einkommen aufs Spiel zu setzen, um mich „selbst zu verwirklichen". Ich konnte mich selbst ernähren, meine Mutter und meine

Schwester unterstützen. Später lebten Hans-Jürgen und ich jahrelang überwiegend von meinem Geld. Dann kauften wir unser Haus und konnten jetzt auch nicht ohne Weiteres auf mein Gehalt verzichten. Ich tat das alles freiwillig.

Ich hätte mein Leben stressfreier genießen können, wenn ich fähig gewesen wäre, mir eine positivere Einstellung zu meinem Beruf zuzulegen. Es war mir nicht möglich, weil ich gefangen war in der Idee, für ein kreatives Leben geschaffen zu sein. Heute weiß ich, dass viele großartige Künstler von ihrer Kunst nicht leben können und froh wären über einen guten Brotberuf.

Als ich nach drei Jahren Erziehungspause wieder ins Berufsleben zurückkehrte, quälte mich noch etwas anderes: Obwohl Moritz immer gut untergebracht war im Kindergarten, im Hort oder bei einer netten Nachbarin – ich hatte ständig ein schlechtes Gewissen, als Mutter berufstätig zu sein. Auch deshalb fing ich mit fast vierzig noch einmal an zu studieren. Durch Zufall bekam ich die Gelegenheit, an Berufsschulen Stenografie und Textverarbeitung zu unterrichten. Weil damals Fachlehrermangel herrschte, bekam ich als Quereinsteigerin die Chance, sofort mit einer vollen Stelle anzufangen. Ich glaubte, als Lehrerin Beruf, Haushalt und Mutterpflichten besser miteinander vereinbaren zu können. Moritz war inzwischen fünf Jahre alt. Tatsächlich war ich auch nachmittags zu Hause, aber ich hatte nicht frei. Ganz nebenbei büffelte ich für die Fachlehrerprüfung, bereitete den Unterricht vor, arbeitete Lehrproben aus und korrigierte Berge von Texten.

Hans-Jürgen war beruflich immer sehr eingespannt und kümmerte sich außerdem um die Restaurierung unseres alten Fachwerkhauses. Manchmal half ich, beizte Türen und Schränke ab oder strich sie neu an. Außerdem hielt ich den Haushalt aufrecht. Das war nicht immer leicht, denn wir lebten jahrelang auf einer Baustelle. Heute staune ich, dass ich diesem Stress so lange standhalten konnte.

Mein Leben lang habe ich mich zu so vielem verpflichtet gefühlt und gedacht: Ich muss das tun, darauf aufpassen, das können, das verstehen, das lernen, höflich sein, nett sein, durchhalten. Selbst während meiner Depression habe ich versucht, noch ein gewisses Maß an Haltung zu bewahren. Doch da gelang es mir nicht mehr immer.

Verhaltensänderung

Ich wusste auch schon vor meiner Depression, was mich in meinem Leben verunsicherte und belastete. Aber mir fehlte der nötige Abstand zu mir selbst, um Verhaltensänderungen daraus ableiten zu können. Mithilfe meiner Therapeutin ist es mir gelungen, mein Selbstwertgefühl zurechtzurücken. Ich kann mir nun auch zugestehen, doch einiges geleistet zu haben. Ich konnte mich inzwischen von vielen ererbten Denkweisen befreien und meinen Blick nach vorn richten. Mit Mitte fünfzig fing ich endlich an, selbstbewusst mein eigenes Leben zu gestalten.

Ich habe mich von der fixen Idee befreit, mein Abitur nachmachen zu müssen. Ich habe keine Lust mehr, mich zum Beispiel noch einmal mit Mathematik zu plagen. Ich will mich jetzt lieber mit Dingen beschäftigen, die mich wirklich interessieren und die mir Spaß machen.

Bei meiner sich allmählich vollziehenden Verhaltensänderung half mir sehr, dass ich nicht mehr berufstätig sein musste. In den ersten Wochen nach meiner Entlassung aus der Tagesklinik habe ich meinen Antrag auf Erwerbsunfähigkeitsrente eingereicht. Meine Therapeutin hatte mir dazu geraten. Außer den Depressionen und den drei Darmoperationen wurden noch ein paar andere chronische gesundheitliche Beeinträchtigungen berücksichtigt, sodass ich die Rente ohne Schwierigkeiten bewilligt bekam. Ich war stolz auf mich, dass ich in der Lage war, den aufwendigen Papierkram, die Verhandlungen mit den Behörden, den Besuch beim Vertrauensarzt allein zu bewältigen. In Rente zu gehen war ein wichtiger und auch richtiger Entschluss. Jetzt kann ich meinen Tag ohne Zeit- und Leistungsdruck genießen. Ich kann jederzeit Erholungspausen einlegen. Inzwischen bin ich dreiundsechzig – Berufsstress würde ich mir nicht mehr zutrauen.

MEIN LEBEN HEUTE

Seit meiner Entlassung aus der Tagesklinik im Frühjahr 2000 habe ich keine Depressionen mehr gehabt. Zwar tauchen die Schreckensbilder aus der Zeit meiner Krankheit hin und wieder auf. Auch der Gedanke, ich könne irgendwann einmal einen Rückfall erleiden, ist nicht völlig verschwunden. Aber ich fühle mich nicht bedroht. Nach wie vor lese ich viel über Depressionen und stelle fest, dass die Forschung in den letzten Jahren auf diesem Gebiet sehr viel entdeckt und viele neue Behandlungsmethoden erprobt hat. Inzwischen weiß man, in welchem Teil des Gehirns die Depressionen ablaufen, es gibt sogar Gehirnschrittmacher für spezielle Fälle, etc. Vielleicht kann man diese furchtbare Krankheit eines Tages verhindern? Vielleicht noch zu meinen Lebzeiten? Wer weiß?

Durch die Gespräche in der Psychotherapie, durch die Beschäftigung mit meiner Biografie, durch das Schreiben dieses Buches bin ich kein neuer Mensch geworden, aber ich habe gelernt, wenn nötig, mein Verhalten zu ändern. Es gelingt mir immer öfter, gelassen zu bleiben. Dabei hilft mir, dass ich jetzt genügend Zeit für mich habe.

Ich lese viel und besuche regelmäßig Literaturkreise. Ich habe wieder angefangen zu malen und außer der Arbeit an *Hinter gläsernen Mauern* auch andere Geschichten zu schreiben. Zum Beispiel habe ich Artikel über meine Depression und einige Geschichten über unsere Haustiere in der Zeitschrift *Die Kette* veröffentlicht. Inzwischen gehöre ich der Zeitungs- und Radioredaktion des Vereins *Die Kette e. V.* in Bergisch Gladbach an. *Die Kette* kümmert sich um psychisch Kranke, unterhält Tagesstätten, bietet betreutes Wohnen und Arbeiten und verschiedene Beschäftigungstherapien an. Gott sei Dank brauche ich all diese Dienste jetzt nicht mehr, werde aber nie vergessen, dass ich ähnliche Angebote einmal bitter nötig hatte.

In meiner ehrenamtlichen Redaktionsarbeit kann ich einen kleinen Beitrag dazu leisten, für psychisch Kranke um mehr Verständnis zu werben.

Beim Malen musste ich feststellen, dass ein bisschen Begabung, gute Ideen und Freude an kreativer Arbeit allein nicht ausreichen, um wirklich Überzeugendes zu schaffen. Es gibt Regeln und Fertigkeiten, die man erarbeiten muss. So bin ich freiwillig wieder Schülerin geworden. Ich gehe regelmäßig zu einem Künstler in Köln ins Atelier, um Malen zu lernen.

Außerdem besuche eine Schreibwerkstatt an der Volkshochschule in Köln, um meine Geschichten noch besser gestalten zu können. Ein interessantes Thema spannend, anschaulich und stimmig zu erzählen und einen eigenen Stil zu entwickeln, ist Schwerstarbeit. Ich bin erstaunt, wie viel besser meine Geschichten werden, wenn ich sie nach der Kritik durch die Gruppe umgeschrieben habe. Wenn die Dozentin mich lobt: „Ihr Text hat deutlich gewonnen", bin ich sehr mit mir zufrieden.

Auch Kritik an meinen Bildern musste ich lernen zu ertragen. Sie stachelt mich an, es besser zu machen. Scheinbar mühelos hingeworfene Striche sind verdammt schwer. Das kleinste Lob meines „Meisters" macht mich glücklich. Ich entwickele bei meinen kreativen Tätigkeiten durchaus Ehrgeiz. Ich möchte es gut machen und Fortschritte erzielen, aber ich empfinde keinen Leistungsdruck. Ich freue mich, dass ich noch so viel Schönes lernen kann. Wenn ich im Atelier oder in der

Schreibwerkstatt bin, arbeite ich so konzentriert, dass ich alles andere vergesse.

In all meinen Kursen habe ich interessante Menschen (von neunzehn bis dreiundneunzig Jahren) kennengelernt. Mit der Zeit ergaben sich daraus auch ein paar neue Freundschaften. Ich wäre noch auf so vieles anderes neugierig, aber ich achte darauf, mich nicht wieder in Stress zu begeben. Es gibt auch zahlreiche Tage, an denen ich nur zu Hause bin und mich dann gerne meiner Familie, den Tieren und dem Haushalt widme, im Garten arbeite oder auch nur faulenze.

Ohne das Verständnis und die Unterstützung durch meinen Mann könnte ich mich der Literatur und der Malerei nicht so intensiv widmen. Er nimmt mir viel von dem lästigen Kleinkram ab, den vor allem das Malen mit sich bringt: Er besorgt mir Fachliteratur, beschafft mir Farben, Pinsel, Papier oder Leinwand. Er schneidet die Passepartouts für meine Bilder und stellt die Rahmen eigenhändig her. Und er macht sich Gedanken, wie ich das alles vom Auto ins Atelier transportieren kann, um mir dann zum Beispiel zu Weihnachten ein geräumiges Einkaufswägelchen zu schenken.

Wir sehen uns – jetzt mit geschultem Blick – Ausstellungen berühmter Maler an. In den letzten Jahren waren wir – oft zusammen mit einer Freundin – bei Cezanne, den *Blauen Reitern*, Richter, Hopper, Matisse und anderen. Das macht uns ungeheuren Spaß.

Für solche gemeinsamen Unternehmungen haben wir nun mehr Zeit, weil Hans-Jürgen auch vorzeitig in den Ruhestand gegangen ist. Nach dem ersten Zusammenraufen und Neuordnen unseres Alltags genießen wir das Leben ohne Berufsstress. Hans-Jürgen widmet sich noch mehr der klassischen Musik, lässt seine Stimme weiter ausbilden und plant eigene Konzerte. Meine Seele ist jetzt gesund, ich kann seine Liederabende wieder genießen!

Wir gehen regelmäßig ins Theater – kürzlich wieder einmal im Urlaub in Lübeck. Das etwas plüschige, kleine Jugendstiltheater ließ uns in Erinnerungen schwelgen. Hans-Jürgen war als Schüler jahrelang Statist an diesem Haus und ich besuchte als junges Mädchen mit meiner Mutter so manche Vorstellung. Wir sahen wieder einmal – *Don Giovanni*. Das Stück war rokokogerecht inszeniert und die Rollen mit sehr guten Sängern besetzt. Es war eine wunderbar altmodische Aufführung. Die Vorstellung war nur schwach besucht, so dass wir den dritten Rang für uns allein hatten. Don Giovanni flehte: „Komm auf mein Schloss mit miiir" und wir schmolzen dahin wie vor mehr als vierzig Jahren. Anschließend fuhren wir zurück in unser „Schloss" am Strand.

Es geht uns wirklich gut und wir freuen uns auf das Leben, das noch vor uns liegt.

DANK

Ich danke meinem Mann und meinem Sohn, dass sie diese schwere Zeit mit mir durchgestanden haben. Sie haben auf mich aufgepasst, mich nie allein gelassen und nie aufgehört, mich zu lieben. Ohne sie wäre ich verloren gewesen.

Ich danke der Oberärztin des Alexianer-Krankenhauses in Köln-Porz, Frau Dr. Böhmer, dass sie mich mit viel Verständnis und mit den richtigen Medikamenten aus der Depression führte. Durch die sehr einfühlsame Behandlung von Frau Dr. Illosvai, Leiterin der Tagesklinik, empfand ich die Tagesklinik trotz all meiner seelischen Einschränkungen als Zufluchtsort. Großen Anteil daran hatten auch die beiden Krankenschwestern der Tagesklinik, Frau Braun und Frau Fehlbecker, die mich freundlich aber auch bestimmt durch den Alltag lenkten. Sie halfen mir, so manchen Absturz zu überstehen. Ich danke allen Therapeuten der Tagesklinik.

Ich danke Frau Hollander, meiner Psychotherapeutin, die mich nach dem Klinikaufenthalt weiterbehandelte. Sie hat mir sehr geholfen, die Krankheit „Depression" zu verstehen und neues Selbstbewusstsein zu entwickeln.

Ich danke auch allen Freunden, Nachbarn und Bekannten, die mich nach meiner Genesung ganz selbstverständlich wieder in ihren Kreis aufgenommen haben.

Ich danke Frau Dr. Schikorsky, die geduldig Korrektur las und mir über so manche Schwierigkeit beim Schreiben hinweggeholfen hat. Sie hat mir immer wieder Mut gemacht, meinen Bericht fertigzustellen.